前　言

炎症性肠病(inflammatory bowel disease,IBD)是一种复杂且多样化的慢性疾病,其发病率逐年上升,备受关注。尽管 IBD 诊疗方案随着医学发展不断革新,但公众认知的欠缺仍在很大程度上影响着患者的生活质量和疾病的控制效果。因此,本书旨在为公众提供全面、科学且易懂的 IBD 知识,帮助读者理解疾病本质、应对方法及预防策略。本书专注于普及炎症性肠病的相关知识,基于最新医学研究成果和临床经验,力求以通俗易懂的语言表达复杂的医学概念。

本书聚焦炎症性肠病的核心知识,从症状识别到病因分析,从诊断技术到治疗策略,并结合科学的生活指导,帮助患者和高危人群有效管理健康,提升生活品质。全书围绕炎症性肠病的核心问题展开,从消化系统基础知识入手,深入介绍疾病的定义、分类及溃疡性结肠炎和克罗恩病的症状区别。此外,还探讨了近年来炎症性肠病的发病率趋势、疾病的诊断与治疗方法,包括药物治疗、生物制剂、手术治疗和新兴疗法。

本书以读者需求为导向,采用问答形式解答常见问题,结合丰富的案例和图表,使读者在轻松阅读的同时获取专业知识。每章内容兼顾科学性与实用性,力求解决实际问题。本书内容由浅入深,适合公众以及对炎症性肠病感兴趣的医疗从业者。无论是入门者还是专业人士,本书皆可提供有益的信息。

我们相信，本书能够促进炎症性肠病的早期诊断与干预，帮助患者更好地理解和应对疾病。最后，衷心感谢所有参与本书编写的同仁！由于时间紧迫及医学技术迅速发展，书中可能存在疏漏之处，敬请广大读者指正，您的宝贵意见将是我们不断进步的重要动力。

白飞虎

2025 年 12 月

守护肠道：揭开炎症性肠病之谜

主　编　白飞虎
副主编　张大涯　吕燕婷
编　者
李　达　海南医科大学第二附属医院
毛凤娇　海南医科大学第二附属医院
姚奇岑　海南医科大学第二附属医院
陈　晨　海南医科大学第二附属医院
曾　凡　海南医科大学第二附属医院
黄显凤　海南医科大学第二附属医院
周　硕　海南医科大学第二附属医院
黄士美　海南医科大学第二附属医院
谢芸倩　海南医科大学第二附属医院
黄瑜亮　海南医科大学第二附属医院
陈润宇　海南医科大学第二附属医院
杜乙平　海南医科大学第二附属医院
莫　盈　海南医科大学第二附属医院
张晓冬　海南医科大学第二附属医院
陈世锔　海南医科大学第二附属医院
陈润祥　海南医科大学第二附属医院
韦　玲　海南医科大学第二附属医院
朱旭丽　鄂托克前旗人民医院
赵　斌　鄂托克旗人民医院

人民卫生出版社
·北　京·

图书在版编目（CIP）数据

守护肠道：揭开炎症性肠病之谜 / 白飞虎主编．北京：人民卫生出版社，2026. 1. --ISBN 978-7-117-39095-8

Ⅰ. R516. 1

中国国家版本馆 CIP 数据核字第 2025017BS5 号

人卫智网	www.ipmph.com	医学教育、学术、考试、健康，购书智慧智能综合服务平台
人卫官网	www.pmph.com	人卫官方资讯发布平台

守护肠道：揭开炎症性肠病之谜

Shouhu Changdao: Jiekai Yanzhengxing Changbing zhi Mi

主　　编：白飞虎
出版发行：人民卫生出版社（中继线 010-59780011）
地　　址：北京市朝阳区潘家园南里 19 号
邮　　编：100021
E - mail：pmph @ pmph.com
购书热线：010-59787592　010-59787584　010-65264830
印　　刷：天津市光明印务有限公司
经　　销：新华书店
开　　本：889 × 1194　1/32　　印张：3.5
字　　数：73 千字
版　　次：2026 年 1 月第 1 版
印　　次：2026 年 2 月第 1 次印刷
标准书号：ISBN 978-7-117-39095-8
定　　价：45.00 元
打击盗版举报电话：010-59787491　E-mail：WQ @ pmph.com
质量问题联系电话：010-59787234　E-mail：zhiliang @ pmph.com
数字融合服务电话：4001118166　E-mail：zengzhi @ pmph.com

目 录

第五部分　诊断方法

第六部分　疾病进程与发展

第七部分　治疗策略

第八部分　特殊人群管理

第一部分
消化系统与炎症性肠病

人体如何消化和吸收食物

当食物进入人体后，会经历一个复杂而精细的消化过程，使人体能从食物中获取必需的营养和能量。这个过程可以描述如下。

1. 咀嚼与初步消化 食物首先在口腔中被牙齿咀嚼，这有助于将大块食物分解成小块，使其更易于消化。同时，唾液中的酶开始分解食物中的淀粉。

2. 胃部处理 经过咀嚼的食物随后被吞下，进入胃。在胃里，食物会与胃酸和消化酶混合，这些消化液能帮助分解食物中蛋白质，并将食物转化为一种半流体状态的物质——食糜。

3. 小肠的进一步消化与吸收

(1) 食糜随后被推进小肠，这里是营养物质被吸收的主要场所。胰腺分泌的消化酶帮助进一步分解碳水化合物、蛋白质和脂肪。肝脏产生的胆汁也在小肠中分解脂肪，使其更易于吸收。

(2) 经过分解的营养素（如葡萄糖、氨基酸、脂肪酸）通过小肠壁进入血液，供身体使用。

4. 大肠的角色 小肠吸收了大部分水分和营养后，剩余物质进入大肠。在这里，水分被继续吸收，而未被消化的食物残渣则被细菌分解，最终形成粪便。

5. 排泄过程 最后，粪便在大肠中存储，直到通过肛门排出体外。

整个消化过程不仅是物理和化学的变化，还涉及身体的许多调节机制，确保营养物质能被有效吸收，同时排除废物。

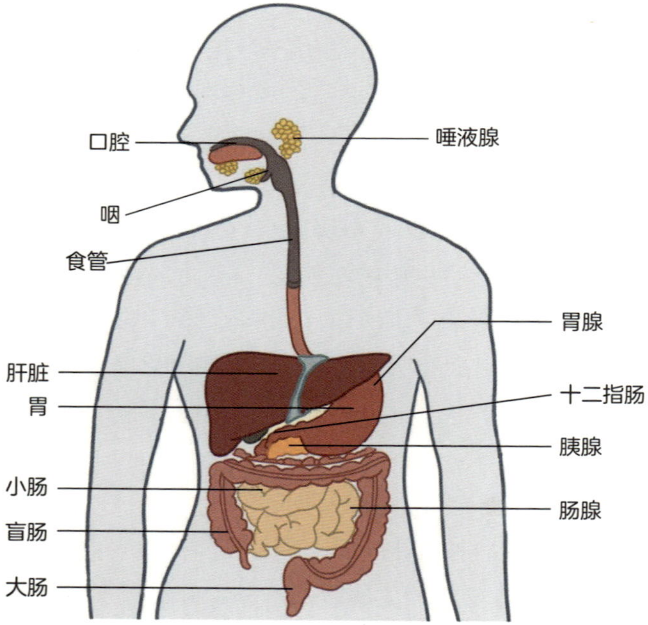

消化系统示意图

什么是炎症性肠病

炎症性肠病(inflammatory bowel disease,IBD)是指一组原因不明的非特异性慢性胃肠道炎症性疾病。这是一种主要累及回肠、直肠、结肠的特发性肠道炎症性疾病。临床表现包括腹泻、腹痛,甚至可能有血便。近年来,儿童炎症性肠病的发病率有上升趋势,严重影响着患儿的生长发育和生活质量。特别是克罗恩病,多在青少年期起病,据统计,20% ~ 30% 的病例在儿童期就被诊断。儿童 IBD 患者的临床表现多以初发型为主,发病年龄越小,症状往往越严重。

炎症性肠病包括哪些类型

IBD是一种特殊的肠炎,主要包括溃疡性结肠炎(ulcerative colitis,UC)、克罗恩病(Crohn disease,CD)和未定型结肠炎(indeterminate colitis,IC)。

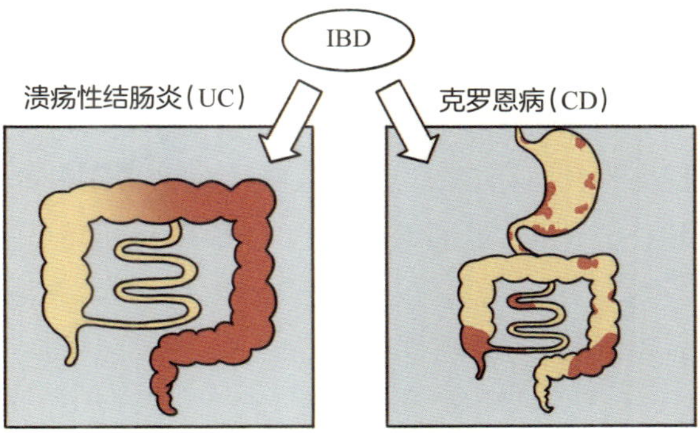

炎症性肠病的分类

第二部分
流行病学与风险因素

炎症性肠病发病率的变化趋势

近年来,IBD 的发病率是医学界和公众都十分关注的问题。多项研究和统计数据显示,炎症性肠病的发病率呈现上升趋势。发病率的上升可能与多种因素有关。

首先,环境因素可能是导致 IBD 发病率上升的重要原因之一。现代社会的生活方式、饮食习惯以及环境污染等都可能对人体健康产生影响,从而增加患 IBD 的风险。

其次,遗传因素也在一定程度上影响着 IBD 的发病率。如果家族里有人得过 IBD,那么你患这种疾病的风险会更高。

再次,随着医疗技术的不断进步,越来越多的 IBD 患者被准确诊断,这也可能导致发病率的上升。

最后,人们对健康的关注度不断提高,对 IBD 等疾病的认识也逐渐加深,这有助于及时发现和治疗 IBD 患者。

需要注意的是,虽然 IBD 的发病率在上升,但并不意味着我们应该对此感到恐慌。通过改善生活方式、调整饮食结构、加强环境保护等措施,可以降低 IBD 的发生风险。同时,对于 IBD 患者,积极治疗和科学管理也很关键。

哪些人群更容易患上炎症性肠病

IBD的病因尚未完全明确，但医学界普遍认为它是遗传、环境、生活方式等多种因素共同作用的结果。具备以下特征者，患病风险可能会相对增高。

1. 遗传背景　有IBD家族史。

2. 地域与环境　处于工业化、城市化水平高的地区。

3. 饮食习惯　长期高脂、高糖、高动物蛋白饮食。

4. 个人习惯　吸烟。

5. 身体状况　维生素D缺乏。

6. 用药史　儿童期使用抗生素、长期口服避孕药。

如何预防炎症性肠病

预防炎症性肠病主要涉及改善生活方式、保持良好的饮食习惯、保持良好的个人卫生习惯以及关注家族病史等方面。

首先，生活方式对预防IBD至关重要。避免长时间处于精神紧张和高压状态，因为这些因素可能诱发IBD。同时，保持适当的运动有助于增强身体免疫力，降低患病风险。

其次，饮食方面的调整对预防IBD同样重要。建议多食用富含膳食纤维的食物，如蔬菜、水果等，以保持肠道通畅。尽量避免摄入高脂、高糖、高盐等食品，这些食物可能加重肠道负担，增加患病风险。

再次，良好的个人卫生习惯也有助于预防IBD。勤洗手、避免接触传染源等措施，可以有效减少肠道感染的机会，进而降低 IBD 的发生率。

最后，对于有家族史的人群，更应重视 IBD 的预防。定期进行体检，及时发现并治疗肠道问题，有助于降低患病风险。

总之，预防炎症性肠病需要从多方面入手，包括改善生活方式、调整饮食习惯、保持良好的个人卫生习惯以及关注家族病史等。通过这些措施，我们可以有效降低患 IBD 的风险，保障自身健康。

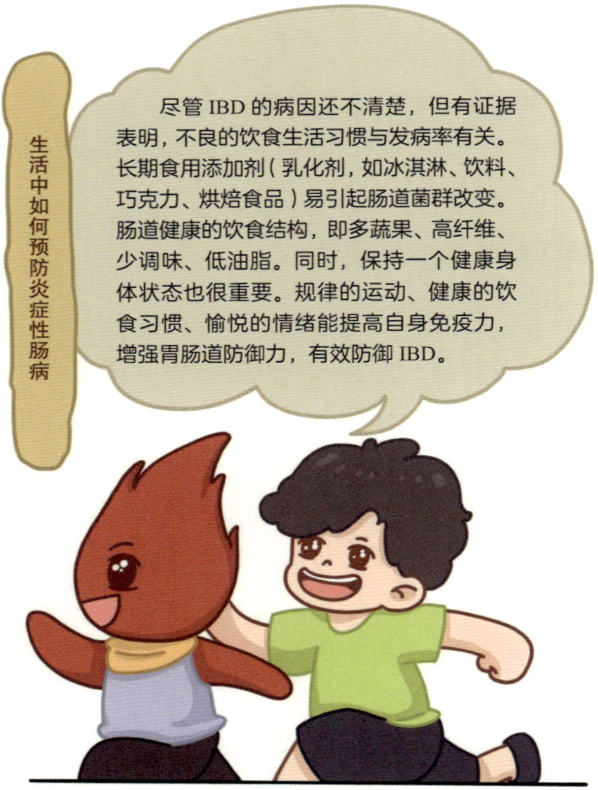
生活中如何预防炎症性肠病
尽管 IBD 的病因还不清楚，但有证据表明，不良的饮食生活习惯与发病率有关。长期食用添加剂（乳化剂，如冰淇淋、饮料、巧克力、烘焙食品）易引起肠道菌群改变。肠道健康的饮食结构，即多蔬果、高纤维、少调味、低油脂。同时，保持一个健康身体状态也很重要。规律的运动、健康的饮食习惯、愉悦的情绪能提高自身免疫力，增强胃肠道防御力，有效防御 IBD。

什么是难治性炎症性肠病

在 IBD 患者中，有这样一部分比较特殊的群体：即便他们接受了目前认为最合适、最充分的药物或手术治疗，病痛却依然持续存在。这种情况，在医学上被定义为“难治性炎症性肠病”。

那么，究竟如何具体界定“难治”呢？

为了给全球医生一个统一的参考标准，国际炎症性肠病研究组织的专家们经过共同讨论，为难治性炎症性肠病制定了明确的定义。他们达成的核心共识是只要符合以下任何一种情况，都归属于难治性炎症性肠病的范畴。

1. 药物治疗失败　尝试了生物制剂以及至少两种不同作用机制的先进小分子药物后，病情依然无法控制。

2. 手术治疗后复发　特别是克罗恩病患者，在经历了两次肠道切除手术后，疾病再次复发。

3. 特定并发症　包括慢性抗生素难治性贮袋炎、复杂的肛周病变等。

4. 心理社会因素影响　患者同时存在严重的焦虑、抑郁等心理问题，这些因素直接干扰了疾病的正常治疗与管理。

第三部分
病因、遗传与微生物群

炎症性肠病的病因是什么

尽管医学界尚未完全揭开 IBD 的全部病因，但目前普遍认为，它并非由单一因素引起，而是遗传、免疫、肠道微生物以及环境因素共同作用、相互影响的结果。主要包括以下几个方面。

1. 遗传易感性 科学研究已发现超过 160 个与 IBD 相关的基因位点。这些基因的异常可能使人体的免疫系统对肠道内的环境更加敏感，从而更容易引发异常的炎症反应。这就是为什么 IBD 患者常常表现出家族聚集性。值得注意的是，儿童与成人 IBD 在遗传背景上有很多相似之处。

2. 免疫系统失调 IBD 的核心问题是肠道免疫系统的异常激活与失调。简单来说，就是把肠道内的正常菌群或食物颗粒当成了危险的“敌人”，并发动一场持续不断的、剧烈的“免疫攻击”，这场攻击最终导致肠壁的慢性炎症与组织损伤。这其中，先天的快速反应部队（先天免疫）和后期的精准打击部队（适应性免疫）都扮演了重要角色。

3. 环境与微生物因素 遗传背景只是提供了患病的一种“倾向”，是否发病还深受环境与微生物因素的影响。

（1）环境因素：高脂高糖饮食、吸烟、压力等，都可能改变肠道内环境，增加患病风险。

（2）肠道微生物：肠道内居住着数以亿计的细菌、病毒等微生物，它们统称为肠道菌群。当菌群的构成和功能发生紊乱（称为“菌群失调”），就可能破坏肠道免疫平衡，诱发IBD。

炎症性肠病是否遗传

IBD 具有一定的遗传倾向，但它不属于色盲那样的典型遗传病。更准确的描述是，遗传因素决定了身体的“土壤”是否容易让 IBD 这颗“种子”生根发芽，而环境、饮食、菌群等因素则是决定这颗种子是否会被播下并最终破土而出的关键。

关于“土壤”（遗传因素）

研究发现，如果直系亲属（如父母、兄弟姐妹）患有 IBD，那么其患病风险会比普通人高一些。科学家已经发现了一些与 IBD 相关的基因，这些基因可能影响肠道免疫系统的调控方式，使部分人先天更容易对肠道内的环境产生过度的炎症反应。

关于“种子”（环境因素）

后天的环境因素，如饮食、压力、抗生素使用等，扮演着“触发者”的角色。这就是为什么拥有相似遗传背景的双胞胎不一定都会发病。

总的来说，IBD是遗传易感性和环境触发因素共同作用的结果。我们无法选择自己的基因，但可以通过健康的生活方式来维护肠道环境，这有助于降低疾病被触发的风险。

炎症性肠病的肠道微生物会发生哪些变化

在健康状态下，肠道内居住着数万亿的微生物居民，它们种类繁多、和谐共处。这些"好公民"（有益菌）帮助我们消化食物、训练免疫系统、维护肠道屏障，共同维系着这座城市的繁荣与稳定。

IBD的肠道会出现以下问题。

1. 生物多样性急剧下降 仿佛经历了一场环境灾难，城市里的居民种类变得单一，不再丰富多彩。这种生物多样性的降低是IBD肠道典型的特征之一。

2. "好公民"大量流失 许多为我们默默奉献的有益菌（如双歧杆菌、普拉梭菌等）数量显著减少。它们就像是维护城市秩序的警察和清洁工，它们的缺席会使城市秩序变得混乱。

3. "捣乱分子"肆意扩张 与此同时，一些可能引发炎症的菌群（如大肠埃希菌、脆弱拟杆菌等）会趁机大量繁殖。它们破坏肠道黏膜屏障，煽动免疫系统发起不必要的"内战"，从而加剧了炎症的发生。

IBD患者肠道菌群的核心变化是"好的变少，坏的变多，整体生态变得脆弱且不稳定"。这种菌群失调与肠道炎症互为因果，形成恶性循环。

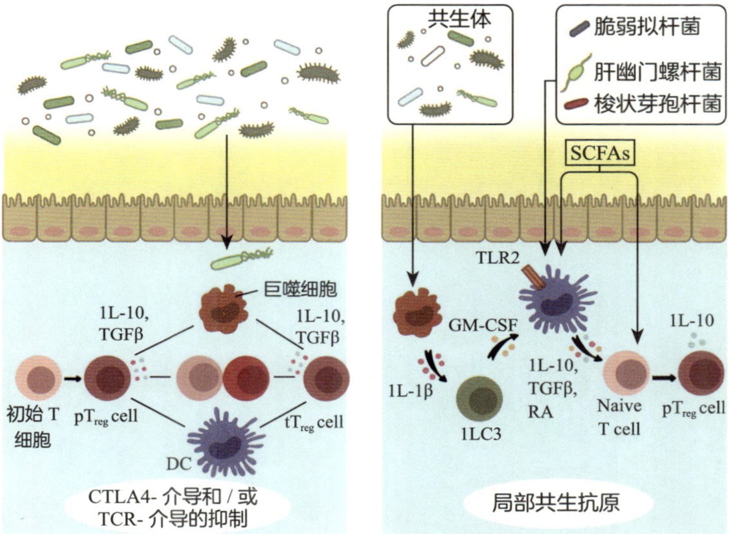

炎症性肠病的肠道微生物变化

本图展示了居住在肠道内的有益细菌(共生体)如何与免疫细胞相互作用,从而维持身体的免疫平衡,避免过度的炎症反应。

缩写	英文全称	中文名称与简要说明
SCFAs	short-chain fatty acids	短链脂肪酸:由肠道有益菌发酵膳食纤维产生的一类有益代谢产物,具有抗炎和维持肠道健康的重要作用
TLR2	Toll-like receptor 2	Toll 样受体 2:免疫细胞表面的一种“哨兵”蛋白,能识别细菌的特定结构,从而启动免疫信号
GM-CSF	granulocyte-macrophage colony-stimulating factor	粒细胞 - 巨噬细胞集落刺激因子:一种细胞因子,能促进髓系免疫细胞(如树突状细胞、巨噬细胞)的成熟与功能

续表

缩写	英文全称	中文名称与简要说明
IL-10	interleukin-10	白细胞介素 -10：一种关键的抗炎性细胞因子，是免疫系统的“镇静剂”，能有效抑制过度的炎症反应
TGFβ	transforming growth factor-β	转化生长因子 -β：一种功能多样的细胞因子，在此语境下核心作用是抑制炎症并指导初始 T 细胞转化为调节性 T 细胞
RA	retinoic acid	视黄酸：维生素 A 在体内的代谢产物，在肠道独特环境中，它能与 TGFβ 协同作用，共同促进调节性 T 细胞的生成
T cell	T lymphocyte	T 淋巴细胞：免疫系统的核心细胞，负责执行和调节特异性免疫应答
pT_{reg} cell	peripheral T regulatory cell	外周诱导的调节性 T 细胞：在体内外周组织（如肠道）由抗原刺激而诱导产生的调节性 T 细胞，是维持免疫耐受的关键力量。
DC	dendritic cell	树突状细胞：功能最强的抗原呈递细胞，是连接先天与适应性免疫的“信使”，负责将抗原信息传递给 T 细胞。
CTLA-4	cytotoxic T lymphocyte-associated antigen-4	细胞毒性 T 淋巴细胞相关蛋白 4：表达于调节性 T 细胞等细胞表面的一种抑制性分子，能像“刹车”一样强效抑制其他免疫细胞的活化
TCR	T-cell receptor	T 细胞受体：T 细胞表面的特异性受体，用于识别抗原片段，是 T 细胞被激活的第一信号

第四部分
疾病类型、症状及差异

什么是克罗恩病

克罗恩病是一种胃肠道慢性炎症性疾病，其发病率在全球范围内不断增加。它可引起从口腔到肛门的病变，并可能导致肠外并发症。克罗恩病可能是由遗传易感性、环境因素和肠道微生物群改变相互作用而引起的，导致先天性和适应性免疫失调。

年轻患者典型临床症状表现为腹痛、慢性腹泻、体重减轻和疲劳。评估疾病范围和并发症的预后因素对于指导治疗决策至关重要。目前的策略旨在实现深度和持久的缓解，以预防并发症（如手术）并阻止疾病进展。这些策略的核心是在高危患者中引入早期免疫抑制或生物制剂联合治疗，同时严格和频繁地控制炎症，并在评估的基础上调整治疗（根据目标策略进行治疗）。

克罗恩病的治疗手段正在扩大，在不久的将来，开发能够预测治疗反应的生物标志物对于个性化医疗决策越来越重要。

什么是溃疡性结肠炎

溃疡性结肠炎是一种特发性、慢性结肠黏膜炎症性疾病，始于直肠，通常以连续的方式向近端延伸，穿过部分或整个结肠。然而，一些直肠炎或左侧结肠炎的患者可能会出现盲肠炎症斑块。血性腹泻是该病的特征性症状。临床病程是不可预测的，其特点是加重和缓解的交替。其病因不明，危险因素包括近期感染沙门氏菌或弯曲杆菌病史、生活在西方工业化国家和高纬度地区，以及该病家族史。发病率在成年早期达到高峰，但患者可能在儿童早期到成年期的任何阶段患病。

溃疡性结肠炎常表现为腹痛、腹泻和便血。排除感染性病因很重要。贫血和红细胞沉降率或 C 反应蛋白水平升高可能提示炎症性肠病，但无实验室异常并不能排除溃疡性结肠炎。临床上怀疑诊断时，可通过内镜活检进行确诊。

一线治疗药物为 5- 氨基水杨酸。如果 5- 氨基水杨酸治疗无效，可加用皮质类固醇，也可以考虑加用英夫利西单抗来诱导和维持缓解。重度或无反应的溃疡性结肠炎患者应住院治疗，并静脉给予皮质类固醇。如果药物治疗无效，重症患者可进行手术干预。溃疡性结肠炎患者患结肠癌的风险增加，应在诊断后 8 ～ 10 年定期进行结肠镜检查。

克罗恩病的常见症状

克罗恩病是一种慢性炎症性肠道疾病，可发生于消化道的任何部位，从口腔到肛门。其典型症状多种多样，最常见的包括腹痛、腹泻、便血和体重减轻。

1. 腹痛　该病通常表现为右下腹部持续性或间歇性疼痛，而且可能会随着时间的推移而变得越来越严重。

2. 腹泻　患者可能会经历持续性或间歇性腹泻，产生水样便或黏液便。腹泻可导致脱水、乏力等症状。

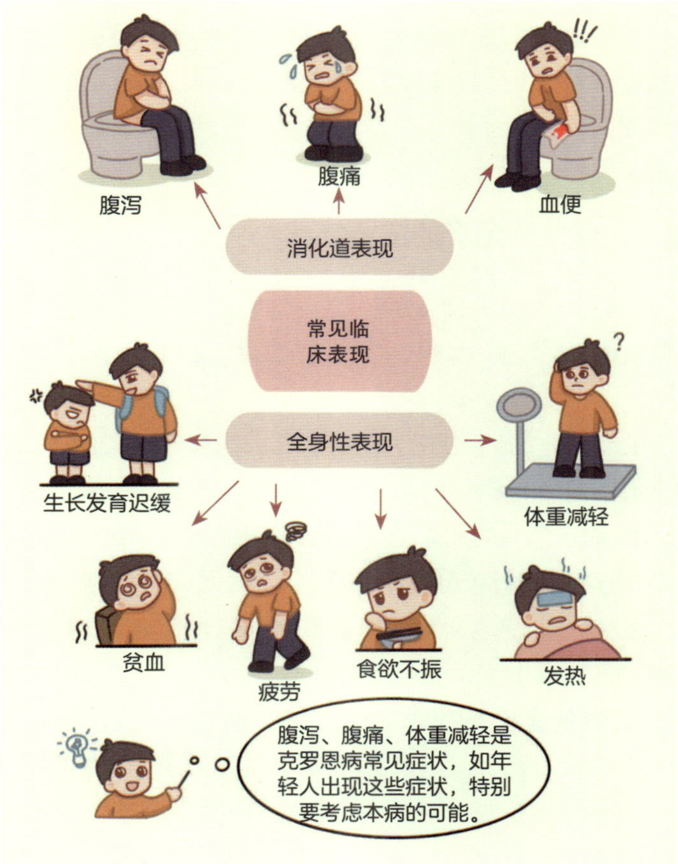

克罗恩病的典型症状

3. 便血 患者大便中可见鲜血或暗红色血液，这是肠道炎症导致血管破裂所致。

4. 其他症状 如发热、关节疼痛、口腔溃疡、体重减轻、生长发育迟缓、食欲不振和疲劳等。这些症状的出现与疾病的活动程度有关，也就是说，当疾病活跃时，症状可能会更加明显。

克罗恩病的症状因人而异，轻微症状至严重症状不等。出现上述症状时，建议患者及时就医，以便得到准确的诊断和治疗。

溃疡性结肠炎的主要症状

溃疡性结肠炎是一种发生在结肠和直肠黏膜上的慢性炎症性疾病，其典型症状主要包括腹痛、腹泻、便血和体重减轻等。

1. 腹痛 通常表现为左下腹部的隐痛或绞痛，有时放射至全腹。这种疼痛可能会随着排便次数增多而加剧。

2. 腹泻 患者可能会出现水样便或黏液脓血便，且排便次数增多，有时每天可达十几次，导致脱水、乏力等症状。

3. 便血 患者大便中可见鲜血或暗红色血液，这是炎症导致的肠道黏膜受损和血管破裂所致。

4. 其他症状 如发热、乏力、食欲减退等。与疾病的活动程度有关，也就是说，当疾病活跃时，症状可能会更加明显。

溃疡性结肠炎的症状因人而异，轻微症状至严重症状不等。出现上述症状，建议及时就医，以便得到准确的诊断和治疗。

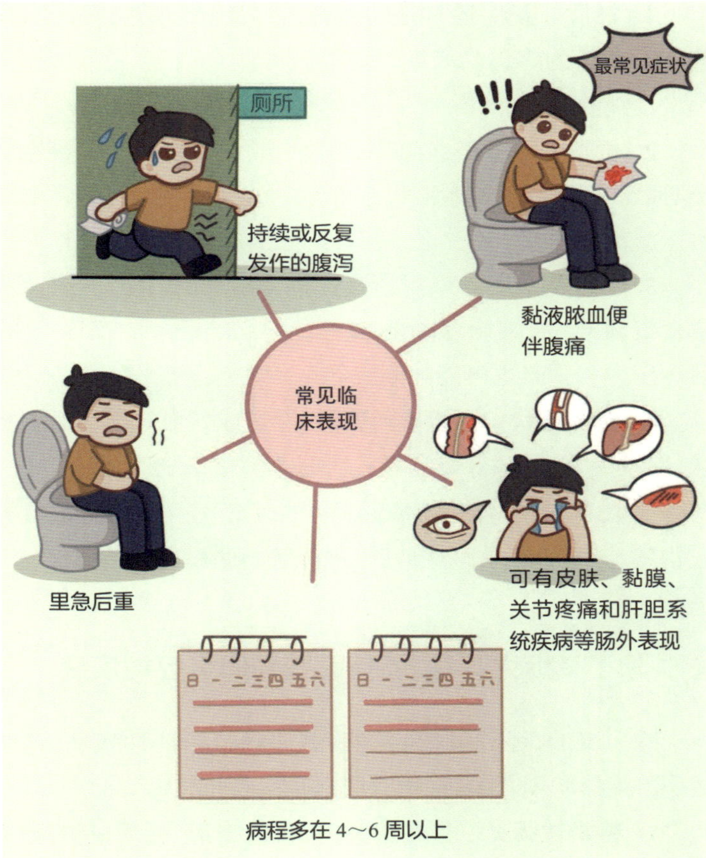

溃疡性结肠炎的典型症状

炎症性肠病患者的腹痛是怎么样的

腹痛对于 IBD 患者来说是一个常见症状，腹痛表现因人而异，取决于炎症发生的位置和严重程度，有以下特点。

1. 性质 腹痛通常是间歇性的，与持续性疼痛相比，可能会有明显的疼痛高峰期。疼痛感可能是钝痛、隐痛或剧烈痉挛性痛感。

2. 位置 根据炎症部位而异。结肠炎症（如溃疡性结肠炎）通常导致下腹部疼痛。小肠炎症（如克罗恩病）通常导致右下腹部疼痛。

3. 触发因素 疼痛可能会在进食后加剧，特别是摄入高膳食纤维食物、高脂食物或特定食物（如乳制品、辛辣食物）后。压力和紧张也可能加剧腹痛。

4. 伴随症状 可能伴随腹泻、便秘或便血等消化系统症状，以及关节痛、眼部炎症和皮疹等非消化系统症状。

在 IBD 中，腹痛是疾病活动的一个信号。如果疼痛频繁或剧烈，应及时寻求医疗帮助，进行适当的检查和治疗。

除了炎症性肠病，还有哪些肠道炎症性疾病

除了 IBD，还有其他一些常见的肠道炎症性疾病，这些疾病可能影响消化系统的不同部位。

1. 感染性肠炎 这是由细菌、病毒或寄生虫引起的肠道感染。常见的病原体包括沙门菌、志贺菌、诺如病毒和阿米巴原虫。这些感染通常导致腹泻、发热、腹痛和恶心。

2. 肠易激综合征 虽然肠易激综合征（irritable bowel syndrome，IBS）不是典型的炎症性疾病，确切原因不明，但会导致类似的症状，如腹痛、腹胀、腹泻或便秘等肠道功能的异常。

3. 憩室炎 憩室是在大肠壁上形成的小囊袋。当这些

囊袋发炎或感染时，就会发展为憩室炎，表现为剧烈的腹痛、发热、腹泻或便秘。

4. 食物不耐受和食物过敏 这些虽然不是由肠道炎症直接引起的，但某些特定的食物反应可以导致肠道炎症。如自身免疫性疾病（如乳糜泻）、过敏反应或非免疫性的食物不耐受（如乳糖不耐症），均可导致肠道炎症及相关症状。

5. 缺血性肠病 这是肠道血流减少导致的肠道炎症。可能由血栓、动脉硬化或血管炎引起，症状包括突发的腹痛、腹泻，有时伴有便血。

6. 放射性肠炎 这是放射治疗尤其是腹部或盆腔癌症治疗后可能出现的一种情况。放射性肠炎可以导致肠道长期或短期的炎症。

这些疾病各有特点，通常需要适当的医疗诊断和管理。如果出现与消化系统相关的持续症状，应寻求医生的帮助进行进一步检查和治疗。

溃疡性结肠炎和克罗恩病的症状有何不同

溃疡性结肠炎和克罗恩病都属于炎症性肠病，它们有很多相似的症状，但也存在一些区别。

1. 溃疡性结肠炎主要发生在结肠和直肠，而克罗恩病则可以发生在消化道的任何部位，从口腔到肛门。因此，克罗恩病的症状可能更为广泛，涉及整个消化道。

2. 溃疡性结肠炎的典型症状包括腹痛、腹泻、便血和体重减轻等。其中，腹痛通常位于左下腹部，腹泻多为水样便或黏液脓血便，便血较为常见。而克罗恩病的症状也包括腹痛、腹泻和体重减轻，但腹痛可能涉及整个腹部，腹泻多为黏液脓血便，且可能伴有恶心、呕吐、口腔溃疡、关节疼痛等症状。

3. 溃疡性结肠炎和克罗恩病的病程也有所不同。溃疡性结肠炎的病程通常为急性，症状可能在短时间内迅速加重，而克罗恩病的病程则更为慢性，症状可能缓慢发展，且容易反复发作。

需要注意的是，炎症性肠病的症状因人而异，症状严重程度也各不相同。因此，如果出现上述症状，建议及时就医，以便得到准确的诊断和治疗。

总之，溃疡性结肠炎和克罗恩病虽然都属于炎症性肠病，但它们的症状和病程有所不同。了解这些区别有助于更好地理解这两种疾病，并为治疗和康复提供指导。

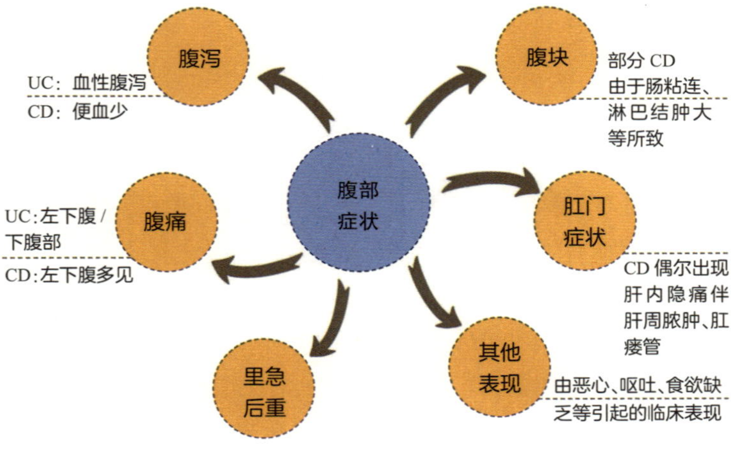

溃疡性结肠炎和克罗恩病症状对比

炎症性肠病与肠易激综合征有什么不同

炎症性肠病和肠易激综合征是两种不同的肠道疾病，它们在症状、原因和治疗方式上都有所区别。

1. 从症状上来看，炎症性肠病主要表现为腹痛、腹泻、便血等，这些症状通常比较严重，且可能伴随全身症状，如发热、乏力等。而肠易激综合征的症状则主要集中在肠道，如腹痛、腹泻、便秘、腹胀等，但通常不会出现便血或全身症状。

2. 从原因上来看，炎症性肠病是由肠道炎症引起的，可能与免疫系统异常、遗传因素、环境因素等有关。而肠易激综合征则是由于肠道功能紊乱引起的，具体原因尚不完全清楚，但可能与心理因素、饮食习惯、肠道感染等有关。

3. 从治疗方式上来看，炎症性肠病需要积极治疗炎症，常用的治疗方法包括药物治疗、手术治疗等。而肠易激综合征则主要通过调整饮食、生活习惯、心理治疗等方式来缓解症状。

需要注意的是，炎症性肠病和肠易激综合征的症状可能存在重叠，因此在诊断时需要仔细鉴别。如果出现上述症状，建议及时就医，以便得到准确的诊断和治疗。

总之，炎症性肠病和肠易激综合征虽然都是肠道疾病，但它们在症状、原因和治疗方式上存在明显的区别。了解这些区别有助于更好地理解这两种疾病，并为治疗和康复提供指导。

第五部分
诊断方法

如何诊断炎症性肠病

炎症性肠病缺乏诊断金标准，主要结合临床表现、实验室检查、内镜检查及影像学检查进行综合诊断。

临床表现

除典型的持续或反复发作的黏液便和/或血便、腹痛、腹泻、里急后重及不同程度全身症状（食欲下降、乏力、发热）外，还可伴发大出血、肠穿孔、肠狭窄、肠梗阻、肛周脓肿、肛周瘘管及腹腔脓肿等并发症。病程通常持续 4 ～ 6 周以上。黏液脓血便是溃疡性结肠炎的典型症状，而病程超过 6 周是其与多数感染性肠炎进行辨别诊断的关键。腹泻、腹痛及体重下降是克罗恩病的典型症状，如出现上述症状，特别是年轻患者，可考虑炎症性肠病；如伴有肛周病变和/或皮肤、黏膜、肝胆、关节等肠外表现，应高度怀疑炎症性肠病。

实验室检查

常规实验室检查包括大便常规、大便培养、大便 α1- 抗胰蛋白酶检测、病原学检查、血常规、血清白蛋白、电解质、红细胞沉降率、C 反应蛋白、抗酿酒酵母抗体及核周型抗中性粒细胞胞质抗体检测等。有条件的机构可将粪便钙卫蛋白和血清乳铁蛋白等检查作为辅助指标。

内镜检查

内镜检查并结合活检是诊断炎症性肠病的主要依据。

克罗恩病镜下改变以局部溃疡性病变(阿弗他溃疡)为主,一般表现为线性、透壁的溃疡,其特征性表现为鹅卵石样外观、纵行溃疡及跳跃性病变。

溃疡性结肠炎镜下病变呈连续性、弥漫性分布,并具有以下特征:①黏膜血管充血、水肿,血管纹理模糊甚至消失,常合并黏膜粗糙;②病变肠道可见多发性、弥散性溃疡;③结肠袋变钝、变浅,偶见假息肉、黏膜桥等。内镜下黏膜染色技术可大大提高内镜检查对炎症性肠病的鉴别诊断能力,有利于对黏膜微细结构和病理变化进行观察,有助于临床诊断。

影像学检查

1. CT 及 MRI CT 及 MRI 肠道影像是评估肠道炎性病变的标准影像学检查,可显示内镜检查未及部位,并准确反映肠道的病变部位、程度、范围及可能的性质,对肠腔外并发症如蜂窝织炎、腹腔脓肿及瘘管形成等亦有明显提示。活动期克罗恩病典型的肠道影像表现为肠壁显著增厚(> 4 毫米),肠黏膜、黏膜内环、浆膜外环异常强化,且肠壁分层改变,呈“双晕征”或“靶征”,肠系膜淋巴结明显肿大,肠系膜血管粗大、扭曲,呈“木梳征”,局部肠系膜脂肪密度增高。溃疡性结肠炎的肠道影像表现特点为邻近肠壁增厚并出现炎症反应，可见直肠周围脂肪密度增高，无小肠受累及跳跃性损伤。

2. 钡剂灌肠及小肠钡剂造影 钡剂灌肠已逐渐被内镜检查所取代，但其对于肠腔狭窄无法行内镜检查者仍有一定的诊断价值。小肠钡剂造影已逐渐被CT及MRI肠道影像所取代，但对于无CT及MRI肠道影像设备的基层医疗机构而言，小肠钡剂造影仍是检查小肠病变的重要技术。克罗恩病于X线下可见多发性、跳跃性病变，以鹅卵石样改变、裂隙状溃疡、假息肉及肠腔狭窄为主要特征。溃疡性结肠炎以黏膜颗粒样病变为主，伴肠管边缘毛刺样、锯齿状改变，肠袋变钝或消失。

炎症性肠病诊断所需的实验室检查项目

为辅助诊断炎症性肠病，医生通常会安排一系列实验室检查，主要可分为以下几类。

1. 常规指标与炎症指标

(1) 血液检查：包括血常规、C反应蛋白、红细胞沉降率等，用于评估全身的炎症反应程度。

(2) 大便检查：包括大便常规和钙卫蛋白等。其中，粪便钙卫蛋白是目前非常重要的无创指标，能直接反映肠道内部的炎症活动，有助于判断病情是处于活动期还是缓解期。

2. 排除感染性肠病

通过大便培养、病原学检查等，排除与炎症性肠病症状相似的其他肠道感染性疾病，这是诊断炎症性肠病的关键步骤。

3. 营养与功能评估

如血清白蛋白、电解质等，用于评估由于长期腹泻、食欲不振导致的营养状况与内环境平衡。

4. 免疫学抗体（辅助鉴别诊断）

如抗酿酒酵母抗体和核周型抗中性粒细胞胞浆抗体。这两项指标并不用于确诊，但能为鉴别克罗恩病和溃疡性结肠炎提供重要参考。

什么是结肠镜检查，它在炎症性肠病诊断中的作用是什么

在肠道疾病诊断治疗中，结肠镜检查是常用的辅助诊疗方法。

在检查过程中，医生会使用一根细长的、可弯曲的结肠镜，通过患者的肛门进入肠道，以便直接观察肠道内部的情况。

溃疡性结肠炎结肠镜下的主要特点为病变多从直肠开始，呈连续性、弥漫性分布，病变黏膜血管纹理模糊或消失，黏膜充血水肿、质脆、自发或接触性出血、表面覆脓性分泌物，可见多发糜烂或溃疡、结肠袋变浅或消失，部分患者可见假性息肉、黏膜桥等。

克罗恩病结肠镜下的主要特点为病变呈节段性、跳跃性、非对称性分布，以末段回肠受累最为多见，罕有直肠受累，并可出现瘘管和肛周病变。

结肠镜检查可以直观显示黏膜病变，结合组织活检病理检查，可以排除放射性肠病、缺血性肠病、特异性感染性肠

病，做出炎症性肠病的诊断。

结肠镜检查不仅是诊断炎症性肠病的重要手段，还能通过药物治疗结合内镜下治疗炎症性肠病出现黏膜息肉样病变，提高黏膜愈合效果。

影像学检查在炎症性肠病中的重要性

CT 及 MRI 肠道影像是评估肠道炎性病变的标准影像学检查方法，可显示内镜检查未及部位，并准确反映肠道的病变部位、程度、范围及可能的性质，对蜂窝织炎、腹腔脓肿及瘘管形成等肠腔外并发症亦有明显提示作用。

如何区分克罗恩病和溃疡性结肠炎

溃疡性结肠炎

溃疡性结肠炎主要表现为腹泻、黏液脓血便和腹痛；疾病仅限于结肠（10% 的广泛性结肠炎患者可出现倒灌性回肠炎）；通常直肠受累，无肛周脓肿及瘘管等病变；炎症局限于黏膜，呈连续和对称分布；典型的组织学表现为隐窝结构扭曲、隐窝脓肿和溃疡。

克罗恩病

克罗恩病常见的消化系统表现为腹痛、腹泻（最常见）、腹部包块、窦道或瘘管形成、肛门周围病变。此外，可伴有发热、营养障碍等全身表现。还可影响其他器官或系统，如皮肤、口腔、眼睛、关节，导致结节性红斑、鹅口疮、葡萄膜炎、关节炎等。

结肠镜检查中的特征性表现：由于长期的慢性炎症与修复，患者的肠壁会失去正常的柔软度，摸上去有一种“韧性”或“皮革样”的感觉。因此，在取完组织活检后，出血倾向会比正常的肠道更轻。大约 80% 的患者，其直肠部位是正常且未被炎症波及的，这种现象被称为“直肠赦免”，是鉴别克罗恩病与溃疡性结肠炎的一个重要线索。肠壁的深层（黏膜下层）常常会增厚，这也是导致肠壁变韧和肠腔狭窄的原因之一。

为什么炎症性肠病有时难以确诊

症状多样性

炎症性肠病的症状表现多样，包括腹痛、腹泻、体重下降、疲劳、发热等，这些症状可能与肠易激综合征、感染性肠炎等多种疾病相似，导致初始诊断时易发生混淆。

疾病进展的不确定性

炎症性肠病的病程具有不确定性，时而相对稳定，时而突然恶化。这种不确定性使得医生难以准确判断病情的严重程度和进展速度，从而提升了诊断的难度。

缺乏明确的诊断标志物

目前，尚缺乏能够准确诊断炎症性肠病的特异性生物标志物。医生通常需要结合患者的病史、症状、体格检查和一系列实验室及影像学检查进行综合判断。这使得诊断过程更加复杂，且容易受到多种因素影响。

此外，炎症性肠病的肠道炎症往往是局部性的，可能仅影响肠道的某一部分，而不是整个肠道。这导致在进行肠镜检查时，如果炎症部位未被检查到，则可能造成误诊或漏诊。

个体差异

不同患者的炎症性肠病表现可能存在显著差异，包括症状的严重程度、炎症的范围和类型等。这种个体差异使制定统一的诊断标准变得困难，进一步增加了诊断的难度。此外，医生对疾病的认知程度、患者的配合程度等因素也可能影响炎症性肠病的诊断。

因此，为了准确诊断炎症性肠病，医生需要综合考虑多种因素，并进行多次随访和检查。同时，患者也需要积极配合医生的诊断和治疗建议，以便尽早控制病情并改善生活质量。

炎症性肠病的误诊常见吗

1. 炎症性肠病的误诊相对常见，因其症状常与其他消化道疾病，如肠易激综合征（IBS）、感染性肠炎等相似。炎症性肠病主要包括克罗恩病和溃疡性结肠炎，两者均可引起腹痛、腹泻、体重减轻和疲劳等症状。

2. 确诊炎症性肠病需要综合考虑临床症状、实验室检查、内镜检查和影像学检查结果。因此，存在误诊或延误诊断的风险，特别是在症状轻微或非典型时。正确的诊断依赖于医生的专业判断和适当诊断工具的使用。如果患者有持续的消化系统症状，建议及时寻求专业医生的帮助并进行详细检查。

炎症性肠病诊断过程中的注意事项

1. 患者应准确、客观地描述自己的症状。炎症性肠病的症状可能包括腹痛、腹泻、便血、发热、消瘦和贫血等。患者需要尽可能详细地描述这些症状发生的频率、持续时间和严重程度，以便医生准确判断病情。

2. 医生需要综合运用多种检查手段来确诊，包括内镜、病理学、影像学和化验等多种检查。其中，普通结肠镜是首选的检查方法，能直接观察肠道的病变情况。对于经常腹痛的患者，若结肠镜检查发现回盲部有溃疡、末端回肠有病变或有明显肠梗阻表现，应进一步做小肠镜以明确是否为克罗恩病。此外，当发现小肠末端病变或大肠有病变同时怀疑小肠有病变时，可考虑做胶囊内镜检查。

3. 在诊断过程中，医生还需要注意排除其他可能的疾病，如肠易激综合征等，通过一系列检查进行区分。

第六部分
疾病进程与发展

克罗恩病是如何发展的

克罗恩病是一种原因不明的肠道炎症性疾病，可发生于胃肠道的任何部位，但更常见于末端回肠和右半结肠。其临床表现包括腹痛、腹泻、肠梗阻，以及发热、营养障碍等肠外表现。病程多迁延反复，不易根治。尽管存在许多治疗方法，但目前尚无根治的一般方法。在病情严重或出现并发症时，可能需要手术治疗。克罗恩病的复发率与病变范围、病症侵袭程度、病程延长以及年龄增长等因素有关。

溃疡性结肠炎是如何发展的

溃疡性结肠炎的病程发展主要包括以下几种类型。

1. 初发型 首次发作，病情轻重不等，有时可转化为其他类型。

2. 慢性复发型 这是最常见的类型，其病变范围相对较小，症状较轻，有缓解期，但易复发。对这种类型的溃疡性结肠炎，水杨酸、柳氮磺吡啶治疗一般有效。

3. 慢性持续型 病变范围较广，首次发作后会有轻重不等的腹泻、便血，持续 6 个月以上，甚至可能出现急性发作。

4. 急性暴发型　虽然较少见，但起病急骤，局部和全身症状严重，常伴高热、水样泻、急性结肠扩张，并可能出现下消化道大出血等严重并发症。

溃疡性结肠炎的病因尚不明确，可能与环境、遗传、肠道微生物、免疫等多种因素相互作用有关。在大多数患者中，经络在腹部的瘀结可能形成结节和包块，这可能导致大肠的免疫功能受损，从而易引发细菌感染，形成结肠炎。如果长期未愈，病情可能会进一步恶化，发展为溃疡性结肠炎，甚至更严重的全结肠溃疡。

克罗恩病会引起哪些并发症

1. 肠梗阻　克罗恩病可能导致肠道多节段性的病变，尤其是增殖性病变，使肠腔局部黏膜充血、肿胀，甚至狭窄，从而引发肠梗阻。肠梗阻的临床症状包括腹痛、呕吐、腹胀和停止排气、排便。严重的肠梗阻还可能导致水电解质和酸碱平衡紊乱，甚至出现休克、腹膜炎和胃肠出血。

2. 腹腔内脓肿　克罗恩病损伤肠道组织，如果出现肠瘘，肠道的内容物会漏入腹腔，形成腹腔内脓肿。脓肿是感染引起的脓液聚积在腹腔内形成的病灶，可能导致感染、疼痛和全身炎症反应。

3. 急性穿孔或大量便血　克罗恩病损伤肠道组织，导致肠壁变薄，易引发急性穿孔，表现为突发性的剧烈腹痛。此外，当炎症损伤了主要血管时，会出现便血。

4. 肛周瘘管、肛裂及脓肿　克罗恩病患者可能出现肛周瘘管、肛裂及脓肿等并发症，这些并发症可能导致肛门周围的疼痛、感染和脓液分泌。

5. 肠外并发症 克罗恩病还可能引起肠外并发症，如胆石症、尿路结石和脂肪肝等。这些并发症可能与胆盐的肠内吸收障碍、脂肪吸收不良等因素有关。

6. 营养缺乏 由于肠道吸收功能受损，克罗恩病患者常出现蛋白质、热能、矿物质、维生素及微量元素等营养缺乏。

7. 小肠吸收不良综合征 特别是回盲瓣被切除的克罗恩病患者，可能出现小肠吸收不良综合征，表现为营养物质吸收不良。

8. 骨发育和性成熟障碍 克罗恩病还可能影响患者的骨发育和性成熟，导致相关并发症。

溃疡性结肠炎会引起哪些并发症

溃疡性结肠炎是结直肠癌的一种常见病因，结直肠癌是溃疡性结肠炎严重的并发症之一。多种因素共同促进溃疡性结肠炎患者罹患结直肠癌。此外，还可能出现瘘管、狭窄、脓肿、出血等肠内并发症。

肠外并发症分为两种，与肠道病变活动相关的（如外周关节炎、结节性红斑、巩膜外层炎、口腔口疮等）和与肠道病变活动无关的（坏疽性脓皮病、葡萄膜炎、骶骨关节炎、强直性脊柱炎、原发性硬化性胆管炎等）。

炎症性肠病是否可能引发其他健康问题

炎症性肠病是一种不限于胃肠道的全身性疾病，因为许多患者会出现肠道外症状。肠道外症状可能涉及任何器官系统，对患者的功能状态和生活质量产生潜在的不利影响。

肠道外症状可分为两组：肠道外表现和肠道外并发症。

肠道外表现最常累及关节（外周和中轴关节病），皮肤（结节性红斑、坏疽性脓皮病、急性发热性嗜中性皮病、口疮性口炎），肝胆管（原发性硬化性胆管炎）和眼睛（巩膜外层炎、葡萄膜炎）。肠道外表现还会影响肺、心脏、胰腺或血管系统，但这些情况相对不太常见。

肠道外并发症主要由疾病本身引起，包括吸收不良导致的微量营养素缺乏、骨质疏松症、周围神经病变、肾结石、胆石症、炎症性肠病药物相关不良反应等疾病。

炎症性肠病对身体其他部位的影响

除了胃肠道，炎症性肠病还可能影响多个肠外器官，包括肌肉骨骼系统（如外周和中轴关节炎、附着点炎），皮肤（如坏疽性脓皮病、结节性红斑、急性发热性嗜中性皮病和口疮性口炎），肝胆管（原发性硬化性胆管炎）和眼睛（巩膜外层炎、前葡萄膜炎和虹膜炎）。

炎症性肠病患者是否更容易患其他自身免疫性疾病

炎症性肠病是一种与免疫系统的异常调控密切相关的慢性炎症性疾病。研究发现炎症性肠病患者确实更容易罹患其他自身免疫性疾病。这可能由于免疫系统的异常反应不局限于肠道，还可能波及全身。此外，炎症性肠病与其他自身免疫性疾病（如类风湿关节炎、银屑病和系统性红斑狼疮）可能共享某些遗传易感基因，并受到相似的环境因素（如吸烟和压力）影响。

常见的与炎症性肠病相关的自身免疫性疾病包括关节炎（如强直性脊柱炎）、皮肤病（如银屑病和结节性红斑）、眼部疾病（如葡萄膜炎）以及肝胆疾病（如原发性硬化性胆管炎）。这些疾病可能通过慢性炎症的系统性影响或免疫异常调节而发生，部分患者可能在炎症性肠病的诊断过程中或之后出现这些疾病的症状。

为降低相关疾病的发生风险，炎症性肠病患者应定期监测身体状况，特别关注关节、皮肤和眼部等症状，并在医生指导下使用免疫调节药物。同时，养成健康的生活方式，如戒烟、均衡饮食和适量运动，也有助于减轻炎症并增强整体免疫功能。多学科协作治疗是管理炎症性肠病及其相关疾病的关键，有助于改善患者的整体生活质量。

炎症性肠病相关癌症的预防与筛查指南

对于溃疡性结肠炎患者，建议发病 8 年后开始定期行结肠镜检查；对于病变累及左侧结肠或者广泛累及结肠的患者，建议每年或者每两年进行 1 次结肠镜检查，并使用色素内镜进行靶向活检。

对于克罗恩病患者，建议发病 8 年后定期行结肠镜检查；对于疾病累及大肠 1/3 以上的患者，建议每年或者每两年接受肠镜检查。

炎症性肠病的症状怎样与其他胃肠道疾病区分

炎症性肠病的症状比较多样化，除了严重的水样腹泻或血样腹泻、胃肠道炎症、腹痛、里急后重等消化道症状外，还包括体重减轻、贫血等全身症状。

炎症性肠病的肠外表现包括骨骼肌肉系统（关节炎及附着点炎），皮肤（坏疽、结节性红斑、口疮性炎症），肝胆系统（原发性硬化性胆管炎），眼睛（葡萄膜炎及巩膜炎）等。症状的多样化使其不同于一般的胃肠道疾病。

炎症性肠病的症状之所以需要特别关注，在于它往往呈现“内外结合”的特点，这有助于与普通的肠胃炎或肠易激综合征等功能性肠病相区分。

1. 消化道核心症状　炎症性肠病的消化道症状通常更持久、更严重，包括持续腹泻，尤其是黏液脓血便，而不只是简单的水样便；腹痛，多与炎症相关，位置和性质因病变部位而异。里急后重，即肛门坠胀、排便不尽感，在溃疡性结肠炎中尤为常见。

2. 全身与肠外表现 这是区分炎症性肠病与普通胃肠道疾病最重要的线索。当消化道症状与以下任何一项同时出现时，都应高度警惕炎症性肠病的可能。

(1) 全身症状：无法解释的发热、体重显著下降、乏力、贫血。

(2) 关节：关节炎（尤其是大关节），或腰背部疼痛（如强直性脊柱炎）。

(3) 皮肤黏膜：结节性红斑（小腿红色痛性结节）、坏疽性脓皮病（皮肤顽固性溃疡）、反复发作的口腔阿弗他溃疡。

(4) 眼睛：葡萄膜炎，巩膜炎（表现为眼红、眼痛、视力模糊）。

(5) 肝胆：原发性硬化性胆管炎。

炎症性肠病是否易被误诊为其他疾病

溃疡性结肠炎需要与感染性肠炎区分，而克罗恩病常易与急性阑尾炎或结肠憩室炎混淆。通过其特征性临床表现和影像学检查（如内镜检查）可以进行鉴别诊断。

第七部分
治疗策略

炎症性肠病的治疗目标

炎症性肠病的治疗策略主要在于控制相关症状。其主要治疗目标是实现克罗恩病（CD）和溃疡性结肠炎（UC）的深度缓解，包括：①临床缓解和黏膜愈合，或当内镜检查无法充分评估炎症时，通过磁共振成像确认炎症消退；②透壁愈合可能是克罗恩病的最终治疗目标；③组织学愈合可能是溃疡性结肠炎的最终治疗目标。

克罗恩病的治疗方法

克罗恩病的治疗原则为诱导疾病缓解并维持缓解。近期目标为临床症状缓解、血清/粪便炎性指标正常。远期目标为临床症状缓解、血清/粪便炎性指标正常、内镜下黏膜愈合。

克罗恩病的治疗主要有两种策略："升阶梯"和"降阶梯"。它们代表了两种不同的用药思路。

"升阶梯"治疗需要循序渐进，这种策略如同"由俭入奢"，从基础、经济的药物开始，若效果不佳再逐步升级。通常分为三个步骤。

1. 第一阶梯 使用糖皮质激素（如泼尼松）快速控制急性炎症、缓解症状。

2. 第二阶梯 症状缓解后，加用免疫抑制剂（如硫唑嘌呤、甲氨蝶呤）来长期维持病情稳定，并减少对激素的依赖。

3. 第三阶梯 如果上述药物效果不理想，则升级到生物制剂（如英夫利西单抗、阿达木单抗等）或小分子药物，这些是更强效、更具针对性的武器。

"降阶梯"治疗需要强力干预，这种策略像是重拳出击，为了追求更好的长期效果，在疾病早期就直接使用最强效的药物。

1. 高起点 诊断初期就直接使用生物制剂作为初始治疗，以求快速、深度地控制炎症，促进黏膜愈合。

2. 目标 旨在改变疾病进程，避免肠道损伤的累积，降低并发症风险。

总体来说，两种策略并无绝对优劣，医生会根据患者的具体病情、疾病严重程度、并发症风险及个人情况，来制订最合适的个性化治疗方案。

目前，多认为治疗方案的制订应当结合患者是否存在危险因素进行分层管理，具有高危因素的患者，由于其疾病可能快速进展且预后欠佳，应采用早期积极干预的降阶梯治疗策略，即早期积极使用生物制剂及糖皮质激素诱导缓解。

大量研究证据显示，对具有进展高危因素的患者采用早期积极干预的策略，可显著改善其远期预后。

炎症性肠病药物治疗的主要类别

目前，炎症性肠病主要的治疗药物包括四大类：氨基水杨酸、糖皮质激素、免疫抑制剂及生物制剂。这些药物主要通过抑制炎症反应和免疫反应来进行治疗。

氨基水杨酸类药物包括美沙拉嗪、巴沙拉嗪等，主要作为轻中度克罗恩病的首选药物，适用于结肠型、回肠型和回结肠型。它们通过抑制结肠中环氧合酶和前列腺素的生成来减轻局部炎症。

免疫抑制剂主要包括硫嘌呤（硫唑嘌呤和巯嘌呤）以及较少的甲氨蝶呤，适用于对激素治疗无效或对激素依赖的患者，加用这类药物后可逐渐减少激素用量乃至停用。对硫唑嘌呤或巯嘌呤不耐受者可考虑换用甲氨蝶呤，但需要注意其药毒性，补充叶酸和密切监测肝、肾功能至关重要。

针对难治性炎症性肠病的治疗策略

1. 原有单药的剂量强化　若血药浓度低，需要根据检测结果优化现有治疗药物，包括增加药物剂量、缩短给药间隔或者联合治疗等。若药物使用剂量已达生物制剂说明书规定的最大剂量，但患者仍只有部分应答时，可考虑超剂量用药（但需要谨慎评估风险）。常见的有乌司奴单抗、维多利珠单抗。

2. 原有单药联合其他药物治疗方案　①联合免疫抑制剂；②联合其他生物制剂或小分子药物。有研究表明，在治疗时，双靶点生物制剂较单靶点生物制剂发生严重感染的风险更高，因此不推荐。

3. 转换成其他治疗 如生物制剂、沙利度胺、他克莫司、甲氨蝶呤等。

4. 特殊治疗方法 如全肠内营养治疗、干细胞移植等。

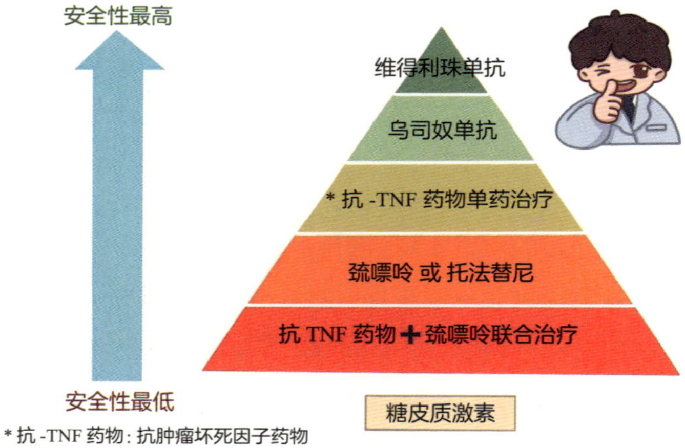

难治性炎症性肠病的治疗策略

本图以金字塔形式，形象地展示了不同炎症性肠病（如克罗恩病、溃疡性结肠炎）治疗药物的相对安全性等级，为医生和患者在选择治疗方案时提供一个宏观的参考。

外科手术治疗炎症性肠病常见吗

手术治疗的主要价值在于祛除病变、处理并发症、减少药物花费、提高生活质量。根据对手术的需求和紧迫性，炎症性肠病可分为绝对需要手术、绝对不需要手术以及可能需要手术三类。其中，可能需要手术的情况常为医患双方共同“纠结”之处。

对于溃疡性结肠炎患者而言，轻中度且无并发症者无须手术；穿孔、大出血、中毒性巨结肠、狭窄、癌变等是手术的绝对适应证；内科治疗无效的急性重度溃疡性结肠炎、不典型增生、生长发育迟缓等是手术的相对适应证。约 30% 的急性重度溃疡性结肠炎需手术治疗，其手术时机最难抉择，需要内外科协作。

对于克罗恩病患者而言，炎性病变、无症状的肠内瘘、无症状的肠道狭窄、无症状的局限性小脓肿、无症状的肛瘘等无须手术；严重影响营养和代谢的肠皮瘘和肠内瘘、肠 - 泌尿系瘘、导致肠梗阻的肠管纤维性狭窄、引流不畅的有症状的肛瘘、肛周脓肿、癌变等是手术干预的绝对适应证；肠管纤维狭窄致不完全性梗阻、腹腔脓肿较大、肠 - 阴道瘘等是手术的相对适应证。

什么情况下需要进行手术治疗

炎症性肠病主要包括克罗恩病和溃疡性结肠炎。

克罗恩病的手术指征主要包括三个方面：急性并发症、慢性并发症以及内科治疗无效。其中，内科治疗无效包括无反应、不完全反应、药物不良反应、药物顺应性差等。

溃疡性结肠炎常见的并发症为暴发性结肠炎。其手术指征主要包括以下三个方面。

1. 急诊手术适应证　①伴有急腹症的急性暴发性结肠炎、中毒性巨结肠、肠穿孔或出血；②不伴有急腹症的急性暴发性结肠炎，溃疡性结肠炎患者常见的症状包括持续性腹泻、便血及腹痛，偶有里急后重感。

2. 限期手术适应证 病情短期内迅速恶化，应及时住院确定最佳的治疗方案及手术时机。

3. 择期手术适应证 溃疡性结肠炎癌变或高癌变风险、合并癌前病变、药物治疗无效及伴有难以控制的肠外表现。

手术治疗炎症性肠病的风险与并发症

选择合理的手术方式在降低炎症性肠病术后并发症发生概率和改善患者预后等方面有着重要作用。病变肠段的切除仍为溃疡性结肠炎外科治疗的一般首选方式，但也给患者带来了一定的风险和并发症。

克罗恩病术后常见的并发症包括术后出血、吻合口瘘、腹腔脓肿（感染）、腹腔外感染、肠梗阻、短肠综合征、造口相关并发症、术后复发以及癌变等。其中吻合口瘘及腹腔脓肿（感染）在临床上最受关注，被称为腹腔感染性并发症（intra-abdominal septic complications，IASCs）。

溃疡性结肠炎患者首选全结肠直肠切除＋回肠储袋肛管吻合术，其近期并发症主要有切口感染、吻合口瘘、腹腔脓肿（感染）、肠梗阻、腹泻和吻合口狭窄；远期并发症主要包括储袋相关并发症（储袋炎、封套炎、储袋克罗恩病），骨盆神经损伤（排便失禁、性功能障碍），不孕不育等。

炎症性肠病疼痛管理的方法

管理炎症性肠病腹痛的关键在于对因治疗与对症支持相结合。

1. 治本之策：控制炎症 腹痛的根本原因是肠道炎症。严格遵医嘱用药（如美沙拉嗪、生物制剂等），有效控制疾病活动、实现黏膜愈合，是消除疼痛最核心的方法。

2. 饮食调整：避开"触发器" 通过记录饮食日记，识别并避免会加重症状的食物。在医生或营养师指导下，可尝试低 FODMAP 饮食等特殊饮食方案，减少腹胀和腹痛。

低 FODMAP 饮食指短期限制摄入一类名为"FODMAP"的可发酵碳水化合物。它们难以被小肠吸收，到达大肠后发酵产气，从而引发腹胀、腹痛等症状。此饮食法旨在通过避开这些成分来缓解消化道不适。

3. 合理用药：安全缓解症状 可在医生指导下使用解痉药物（如匹维溴铵）来缓解肠道痉挛。

特别注意：避免自行服用布洛芬等止痛药，因其可能加重肠道炎症。

4. 身心调节：降低疼痛敏感度 压力与焦虑会通过"脑-肠轴"加剧腹痛。通过压力管理、适度运动、保证睡眠等方式放松身心，能有效改善疼痛感受。

总的来说，积极治疗原发病是止痛的基石，同时结合生活方式干预，并在医生指导下安全使用对症药物。

第八部分
特殊人群管理

炎症性肠病对青少年的生长发育有什么影响

炎症性肠病是一种慢性非特异性肠道炎症性疾病，对青少年的成长发育可能产生不良影响。

首先，炎症性肠病可能导致营养不良。由于疾病本身以及治疗过程中可能出现的食欲减退、消化吸收障碍等问题，青少年可能无法获得足够的营养来支持正常的生长发育。长期营养不良会影响身高、体重以及骨骼密度的增长，严重时可能导致发育迟缓或停滞。

其次，炎症性肠病还可能影响青少年的心理健康。疾病的反复发作和长期治疗带来的压力可能导致青少年患者出现焦虑、抑郁等情绪问题，进而影响他们的日常生活质量、社交能力、学习成绩和未来发展。

此外，炎症性肠病本身及其治疗，都可能对青少年尚未成熟的免疫系统产生影响。一方面，疾病引发的慢性炎症会持续扰乱免疫系统的正常功能；另一方面，治疗中常用的免疫抑制剂会普遍降低免疫反应的强度。这种双重作用会削弱青少年抵御外界病原体的能力，使其更易发生感染，从而进一步影响整体的健康状况与正常的生长发育。

总之，炎症性肠病对青少年的生长发育具有一定的影响。因此，对于青少年患者来说，除了积极治疗疾病，还需要关注营养状况、心理健康以及免疫系统功能等方面，以促进他们的全面健康和正常发育。

针对青少年炎症性肠病患者的特别治疗和管理建议

1. 综合治疗计划　包括药物治疗、营养支持和必要时的手术治疗。

2. 管理建议　①药物治疗的个体化：由于个体差异性，治疗方案应根据患者的具体病情和耐受性进行调整；②长期疾病管理及生长发育监测；③心理健康支持及教育和职业规划：鼓励患者继续学业，并提供必要的支持和调整，以适应可能的学习困难和满足其职业发展需求。

炎症性肠病对老年患者的影响及管理策略

1. 生理影响及管理策略　①通过密切监测感染迹象，实施全面疾病评估和个体化治疗计划，同时强化与多学科团队合作，共同实现患者多重疾病的系统性管理；②药物代谢和耐受性变化：鉴于药物的不良反应和相互作用，优先选择安全性较高的药物。

2. 心理影响及管理策略　老年炎症性肠病患者由于身体机能自然衰退且常合并其他慢性疾病，在疾病活动期更易出现严重营养不良、疲劳及行动不便等问题，生活质量会受到显著影响。因此，在制订个体化治疗方案的同时，需要由医生、营养师、护士等组成的多学科团队为其提供全面的生活支持与社会关怀，包括营养指导、康复建议和心理疏导，帮助他们在带病生存中维持良好的生活状态。

3. 社会影响及管理策略 评估患者社会支持网络的强度，并提供相应的资源链接和指导。

儿童和青少年是否也会患炎症性肠病

会的。炎症性肠病可以在任何年龄发病，发病高峰通常在 15 ～ 35 岁。5% ～ 10% 的炎症性肠病患者是在儿童或青少年时期首次出现症状的，而在 5 岁以下的儿童中较为罕见。

儿童患病通常是由遗传背景、环境因素和免疫调节异常共同导致的。很多家长担心会将疾病遗传给子女，这种担忧需要理性看待，虽然家族史确实会提高患病风险，但由于涉及数百个基因位点的复杂作用，目前的基因检测技术还无法准确预测个体患病概率。

值得关注的是，中国儿童炎症性肠病的发病率在近十年间增长显著，从 21 世纪初的每百万儿童不足 1 例，上升到 2010 年的每百万儿童中有 6 例。随着病例的增多和研究的深入，医学界注意到 6 岁以下患儿具有独特的临床表现，为此专门提出了“极早发型炎症性肠病”的概念。

这类特殊类型的诊断面临诸多困难：症状不典型、病例稀少且缺乏统一诊断标准。当孩子出现早发性严重症状、生长发育迟缓、顽固性肛周病变或对常规治疗反应不佳时，特别是伴有家族史的情况下，家长和医生都需要考虑极早发型炎症性肠病的可能。针对这些特殊患儿，医疗团队需要采取更加个体化的诊疗方案，进行深入评估和精准治疗。

炎症性肠病患儿的营养状况

与成人相比，炎症性肠病患儿的营养问题有其特殊性，其中最关键的一点是他们正处在生长发育的关键阶段，对能量和营养素的需求更高，因此尤其需要关注以下方面。

1. 体重减轻　在炎症性肠病患儿中，肌肉量不足是一个普遍现象。94% 的克罗恩病患儿和 50% 的溃疡性结肠炎患儿都存在这一问题，其可能的原因包括营养不良、炎性细胞因子增加、糖皮质激素的使用以及在营养不良状态下静息时能量消耗过大。

2. 营养不良　85% 的炎症性肠病患者存在营养不良的问题，特别是在克罗恩病患者中更为普遍。在新诊断的溃疡性结肠炎和克罗恩病患儿中，分别有 35% 和 60% 存在营养不良。炎症性肠病患者体内的炎症细胞因子，如肿瘤坏死因子 -α 和白介素 -6，可能会影响生长板的软骨细胞成熟，并与生长激素的抵抗有关，这可能导致生长迟缓。此外，骨质减少和骨质疏松等营养相关并发症在克罗恩病患者中也更为常见。

3. 微量元素缺乏　炎症性肠病还可能导致多种维生素和矿物质的缺乏，这可能与饮食摄入不足、胃肠道黏膜受损，以及药物不良反应等因素相关。例如，有 16% 的炎症性肠病患儿存在维生素 A 和维生素 E 缺乏，而锌、烟酸、铜、叶酸、维生素 C、维生素 D、维生素 K 等其他微量元素的缺乏也同样普遍。

4. 贫血 贫血在儿童炎症性肠病患者中十分常见，其主要原因可归结为三点：慢性疾病消耗，关键营养素（如铁、维生素 B_{12}）摄入不足或吸收障碍，以及药物对造血功能的潜在影响。

子宫内膜异位症与炎症性肠病之间的联系

子宫内膜异位症和子宫腺肌症在炎症性肠病患者中发病率较高。研究显示，患有子宫内膜异位症的女性罹患炎症性肠病的可能性比普通女性高 50%。但是，两种疾病之间的因果关系及发病机制尚未清晰。

炎症性肠病是否会影响生育

活动性炎症性肠病可能通过多种因素影响女性的生育能力，造成生育率下降。这些因素包括盆腔炎症、营养不良、抑郁、焦虑、卵巢粘连等。研究发现，克罗恩病女性患者的卵巢储备较差，尤其在疾病活动期。而盆腔手术会造成盆腔粘连、瘢痕形成，从而提高不孕的概率。幸运的是，非活动性炎症性肠病女性的不孕率与普通人群相似。因此，控制疾病活动对生育很重要。

炎症性肠病患者在备孕期应做哪些准备

炎症性肠病患者在备孕期需要做好充分的准备，以确保孕期母亲和胎儿的健康。以下是一些关键的准备措施。

1. 控制原发病病情　确保炎症性肠病处于缓解状态是备孕期的重要步骤。活动期的炎症性肠病可能增加孕期并发症风险，对胎儿发育也可能产生不利影响。因此，患者应在医生指导下调整治疗方案，以达到疾病的最佳控制状态。

2. 药物调整　某些炎症性肠病治疗药物可能对孕妇或胎儿有害。例如，甲氨蝶呤、沙利度胺等药物需要在孕期前停用 3 ～ 6 个月以上，根据医生建议更换为其他安全药物，并在备孕期和孕期密切监测药物的效果和安全性。

3. 营养和补充剂　炎症性肠病患者可能存在营养吸收问题，特别是叶酸缺乏，这可能增加胎儿神经管缺陷的风险。因此，建议在备孕期开始服用叶酸补充剂，并评估患者的营养状况，确保摄入足够的维生素和矿物质。

4. 疫苗接种　炎症性肠病患者由于免疫抑制更容易受到感染。在备孕期，应确保所有推荐的疫苗接种是最新的，包括流行性感冒疫苗和肺炎球菌疫苗等。

5. 遗传咨询　炎症性肠病具有一定的遗传倾向，患者或其伴侣如有遗传方面的顾虑，可以考虑进行遗传咨询，了解潜在的遗传风险。

6. 慢性疾病管理　对于伴有其他慢性疾病的炎症性肠病患者，如糖尿病或高血压，应在备孕期进行良好的疾病管理，以减少孕期并发症。

7. 心理健康　妊娠是一项重大的生活变化，可能会给炎症性肠病患者带来额外的压力。在备孕期处理好心理健康问题，必要时寻求心理咨询，有助于应对孕期可能遇到的挑战。

8. 计划和时机 与医生讨论最佳的妊娠时机，考虑疾病缓解期、药物治疗、个人生活安排等因素，制订合理的妊娠计划。

通过上述措施，炎症性肠病患者可以在备孕期为自己和未来的宝宝创造一个更安全、更健康的环境。重要的是，患者应与医疗团队保持密切沟通，确保在整个妊娠过程中获得适当的监测和护理。

孕期炎症性肠病患者如何安全用药

炎症性肠病是一类好发于青年的慢性疾病，疾病本身及其治疗药物对孕期女性患者及胎儿均有潜在风险。控制病情稳定是炎症性肠病患者妊娠的首要前提，而孕期的治疗药物选择需要同时考虑妊娠患者及胎儿两方面因素。

目前，氨基水杨酸类药物（如柳氮磺吡啶、美沙拉嗪）和免疫抑制剂（如硫唑嘌呤和巯嘌呤）被认为是孕期安全可用的药物。特别是，由于柳氮磺吡啶可能会干扰叶酸的吸收，建议备孕期和孕期的女性每天补充 2mg 的叶酸。

此外，炎症性肠病疾病活动期常用的糖皮质激素在孕期可使用，但建议根据病情短期应用。国际指南推荐，对于使用 TNF-α 拮抗剂、IL-22/23 拮抗剂，以及抗整合素 $\alpha_4\beta_7$ 单克隆抗体等药物维持治疗的炎症性肠病女性患者，在孕期可以继续使用这些药物治疗。

然而，甲氨蝶呤和沙利度胺因其明确的致畸风险，应在用药期间严格避孕。值得注意的是，甲氨蝶呤在体内代谢较慢，无论男性或女性患者，均建议在计划生育前至少停药

3～6个月，以确保药物完全清除。此外，对于JAK抑制剂、S1P受体调节剂等新型小分子药物，目前尚缺乏充分的孕期安全性证据，因此建议在备孕和孕期阶段避免使用。

总体来说，炎症性肠病女性患者在孕期的药物治疗选择应综合考虑病情、过往治疗经历、药物效果及潜在不良反应，并在充分评估孕期疾病活动和药物治疗风险后，与医生共同决定适合的治疗方案。

患有炎症性肠病的女性可以哺乳吗

患有炎症性肠病的女性患者通常可以和普通人群一样进行母乳喂养。研究表明，母乳喂养本身不会增加炎症性肠病的活动风险，反而有助于降低婴儿胃肠道感染的风险，并可能减少孩子未来发生炎症性肠病的概率。

许多患者担心治疗炎症性肠病的药物会通过乳汁影响婴儿。现有证据表明，柳氮磺吡啶、美沙拉嗪、免疫抑制剂（如硫唑嘌呤、巯嘌呤）、糖皮质激素、肿瘤坏死因子拮抗剂（如英夫利西单抗、阿达木单抗）及IL-12/23拮抗剂（如乌司奴单抗），在哺乳期通常被认为是相对安全的。其中，糖皮质激素仅有极微量进入乳汁，一般认为可以安全使用；审慎起见，可在服药后间隔约4小时再进行哺乳。

甲氨蝶呤、沙利度胺、JAK抑制剂（如托法替布）及S1P受体调节剂（如奥扎莫德）等药物，因安全性证据不足或存在潜在风险，不建议在哺乳期使用。此外，甲硝唑、环丙沙星等抗生素也因缺乏充分的安全性数据，哺乳期间应尽量避免使用。

总之，炎症性肠病患者在母乳喂养期间，应与消化科医生及产科、儿科医生保持密切沟通。医生会根据最新的临床指南和具体情况，为患者提供既能有效控制病情又能保障婴儿安全的个性化治疗方案。

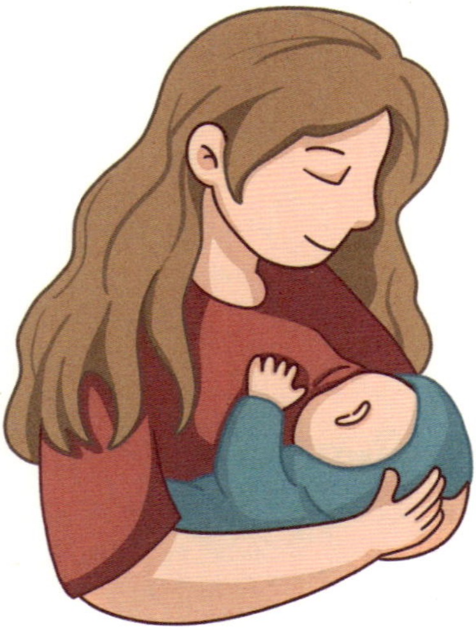

炎症性肠病患者同样可以进行母乳喂养

孕期患者在饮食上需要注意什么

孕期患者在饮食上需要特别注意，以帮助其控制病情、维持营养平衡，确保胎儿的健康发育。以下是一些饮食建议。

1. 均衡饮食 确保摄入充足的蛋白质、健康脂肪、复合碳水化合物以及丰富的维生素和矿物质。这有助于维持孕期整体健康和支持胎儿的发育。

2. 小份多餐　避免一次性摄入大量食物，少量多餐可以帮助减轻肠道负担，减少胃肠道症状。

3. 适量摄入高纤维食物　有助于维持肠道健康，但疾病活动期需要减少高纤维食物的摄入量，以减轻肠道刺激。

4. 保证足量饮水　保持充足的水分摄入，特别是在使用某些药物（如氨基水杨酸制剂）时，以防止脱水。

5. 避免摄入刺激性食物　辛辣、油腻、高脂、高糖食物可能加重肠道症状，应尽量避免。

6. 科学摄入乳制品　部分炎症性肠病患者可能对乳糖不耐受，需要根据个人耐受情况调整乳制品的摄入量。

7. 避免摄入过敏食物　如果对某些食物过敏或不耐受，如麸质、大豆等，应在饮食中避免这些成分。

8. 营养补充　在医生指导下，可能需要额外补充维生素和矿物质，特别是叶酸、铁、钙和维生素 D。

9. 个性化饮食计划　每个炎症性肠病患者的情况都是独特的，需要根据个人的疾病特点、药物使用和营养需求制订个性化的饮食计划。

孕期患者的疾病管理应注意什么

对于患有炎症性肠病的女性来说，孕期需要特别注意病情的稳定和管理，以确保母亲和胎儿的安全与健康。应需要注意以下事项。

1. 疾病活动度的定期评估　孕期要按医生建议定期复诊及评估疾病活动状态，包括评估疾病症状、生化指标，必要时行内镜或者在孕中期为了避免电离辐射暴露，可以进行超声和 MRI 检查评估。

2. 孕期药物管理 患者应遵医嘱应用孕期安全药物控制病情，必要时还应根据病情调整用药和检测药物浓度。

3. 戒烟与远离酒精 吸烟是明确的炎症性肠病活动危险因素，孕期吸烟更会加重病情并增加妊娠并发症风险，必须彻底戒烟。同时应避免饮酒，以减少对母亲和胎儿的不良影响。

4. 个体化的营养支持 炎症性肠病患者本身易发生营养缺乏，孕期对营养素的需求进一步增加。应定期进行营养评估，并在营养师指导下制订饮食方案。如经口摄入不足，可优先考虑肠内营养；若肠内营养无法实施或效果不佳，应及时启动肠外营养支持。

5. 多学科协作与全程管理 建议在具备炎症性肠病诊疗经验的产科高危门诊进行规律产检，由消化科医生与产科医生共同评估疾病活动度、胎儿生长发育、营养状况及分娩方式。必要时纳入营养师、临床药师等，实施高危妊娠管理，共同护航母婴健康。

6. 良好的生活习惯 此外，保持良好的生活习惯也是关键。孕妇应注意休息，避免过度劳累，以免加重病情。同时，保持愉悦的心情、适当的运动有助于缓解症状并促进胎儿的健康发育。

第九部分
生活质量与预后管理

炎症性肠病患者应该如何调整饮食

科学调整饮食是炎症性肠病管理的重要环节。

目前，国际上有几种值得关注的饮食模式，包括特定碳水化合物饮食、无麸质饮食、低 FODMAP 饮食和地中海饮食。这些饮食方案的共同特点是减少或避免可能刺激肠道、破坏菌群平衡的食物成分，如精加工食品、高糖食物和某些食品添加剂。

在选择饮食方案时，需要考虑疾病的不同阶段。在疾病活动期，建议选择低纤维、易消化的食物，避免辛辣、油腻等刺激性食物。在缓解期，可以逐步尝试多样化饮食，但仍需要注意观察个体耐受情况。

除了关注饮食模式，患者还需重视营养均衡。由于疾病本身及治疗因素的影响，炎症性肠病患者常常面临多种微量营养素缺乏的风险。因此，定期进行营养状况评估至关重要。如需了解具体的营养补充方案，请参阅《炎症性肠病患者是否需要服用维生素和矿物质补充剂》的相关内容。

需要强调的是，最适合的饮食方案应当是个性化定制的。建议在专业医疗团队的指导下，结合自身疾病特点、营养状况和个人偏好，循序渐进地调整饮食，找到最适合自己的饮食模式。

哪些类型的饮食可能会缓解炎症性肠病的症状

以下饮食类型可能对缓解炎症性肠病具有一定作用。

1. 选择健康脂肪，控制糖分摄入 研究表明，高脂、高蛋白和高糖饮食可能与炎症性肠病的发作有关。为了减少炎症性肠病的发作和复发风险，建议患者在日常饮食中减少这些成分的摄入，选择更健康的脂肪来源，如橄榄油，并控制糖分的摄入。

2. 膳食纤维，按需调整 膳食纤维对于维持肠道健康非常重要，但对于炎症性肠病患者来说，需要根据个人病情来调整摄入量。在病情较轻或处于缓解期时，适量摄入膳食纤维有助于肠道健康。然而，对于炎症较为明显的患者，或者有肠道狭窄和穿透性病变的患者，应该选择更易消化、低膳食纤维的食物，以减轻肠道负担。

3. 适量维生素饮食 炎症性肠病患者宜根据维生素缺乏的种类和程度酌情补充维生素，并注意以下事项：①接受充足的阳光照射；②食用富含维生素 D 的食物，如海鱼、动物肝脏、蛋黄等，同时避免高纤维或高脂的食物，这些可能不适合某些炎症性肠病患者；③必要时，宜在医生的指导下补充维生素 D 制剂。

4. 清淡饮食，保护消化道 克罗恩病患者消化道的消化和吸收功能可能存在异常，应该避免油腻和煎炸食物。建议选择蒸、煮等温和的烹饪方式，以便食物的消化和吸收。清淡、易消化的饮食有助于消化道的健康。

哪些食物是炎症性肠病患者应该避免的

炎症性肠病患者在饮食上需要特别注意，以避免触发或加重症状。以下是一些针对炎症性肠病患者的日常饮食建议。

1. 避免过多摄入高脂、高蛋白和高糖食物 在炎症性肠病的饮食管理中，识别并避免可能加重症状的食物至关重要。患者需特别注意控制高脂肪食物的摄入，如油炸食品、肥肉和奶油制品，这类食物可能加剧肠道炎症反应。同时，应避免过度摄入高蛋白食物，特别是加工肉制品和全脂乳制品，建议选择鱼肉、去皮禽肉和豆制品等优质蛋白来源。各类添加糖、含糖饮料及精制甜点也需要严格控制，高糖饮食不仅会扰乱肠道菌群平衡，还可能促进炎症发展。值得注意的是，每位患者的食物耐受情况存在个体差异，建议通过记录饮食日记来识别个人敏感食物，并在专业医师或营养师指导下制订个性化的饮食方案。

2. 减少粗纤维食物摄入 粗纤维食物不易消化，可能会增加肠道的消化负担，从而加重炎症性肠病的症状。

3. 避免摄入生海、河鲜和生牛奶 生海鲜和河鲜可能会引起强烈的免疫反应，诱发或加重炎症性肠病的病情。生牛奶含有乳糖和丰富的蛋白质及脂肪，可能会诱发或加重症状，特别是在炎症性肠病的活动期。因此，炎症性肠病患者应避免食用以上食物。

4. 避免摄入辛辣刺激性食物 辛辣食物可能会损伤消化道黏膜，并刺激消化道蠕动和黏液分泌，导致腹痛和腹泻，因此炎症性肠病患者应避免食用。

5. 避免摄入生、冷及油腻食物 生冷食物可能会扰乱胃肠功能，诱发或加重炎症性肠病症状。活动期的炎症性肠病患者应避免食用生冷食物和冷饮。在缓解期，患者可以谨慎尝试食用水果，但应注意量的控制和食用速度，最好在饭后食用。

6. 避免食用咖啡饮料及硬质食物 一些常见的日常饮品也需要谨慎对待。咖啡因和浓茶具有刺激性，可能加重腹泻；而酒精饮料则直接刺激肠道并可能影响药物疗效。对于硬质、不易消化的食物，在炎症活动期也应避免，以减轻对肠道的物理摩擦。

炎症性肠病患者的饮食核心在于个体化探索，在专业指导下，以温和易消化的食物为基础，根据身体反应动态优化，逐步建立适合自己的长效饮食模式。

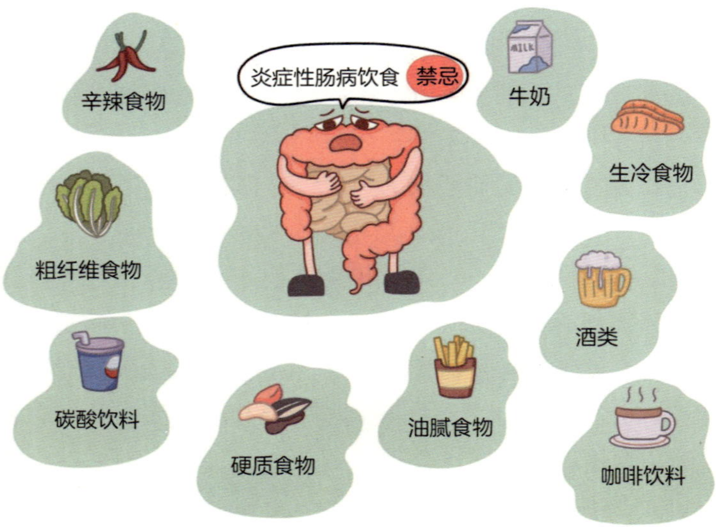

炎症性肠病患者应该避免摄入的食物

饮食习惯的改变能否帮助控制炎症性肠病

炎症性肠病是一种涉及肠道炎症的慢性疾病，可以通过调整饮食习惯来辅助控制病情。健康的饮食不仅对维持肠道免疫功能的平衡至关重要，也可能影响炎症性肠病的发作。多项研究显示，良好的饮食管理与症状减轻之间存在显著关联。患者对饮食越重视、管理越科学，其腹痛、腹泻等临床表现往往越能得到改善。此外，科学的营养支持还能有效提升患者的整体营养状况和生活质量。

因此，对于炎症性肠病患者来说，合理调整饮食，避免已知的诱发因素，如高脂、高糖和过于刺激性的食物，同时保证足够的营养摄入，是管理病情的重要内容。患者应与医疗专业人员合作，制订个性化的饮食计划，以满足自己的健康需求并提高生活质量。

膳食纤维摄入量与克罗恩病及溃疡性结肠炎的发展是否存在关联

膳食纤维的摄入与炎症性肠病之间的关系一直是营养学和胃肠病学领域关注的重点。现有研究表明，膳食纤维对克罗恩病和溃疡性结肠炎的影响存在明显差异。大规模流行病学调查显示，膳食纤维总摄入量与溃疡性结肠炎的发病风险未见明显关联，但与克罗恩病的发病风险呈现出显著的负相关。这意味着适量增加膳食纤维摄入可能对预防克罗恩病具有保护作用。

一项在美国开展、涉及近17万名女性护士的长期随访研究为此提供了有力证据：膳食纤维摄入量高的人群相比摄入量低的人群，罹患克罗恩病的风险约降低了41%。进一步分析发现，这种保护作用主要来源于水果中的纤维，而蔬菜、谷物及豆类中的膳食纤维与克罗恩病风险之间未见显著关联。尽管如此，科学界对此问题的认识仍在不断深化。不同研究间的结果尚存不一致之处，膳食纤维与炎症性肠病之间的确切关系仍需更多高质量研究来证实。对已确诊的患者而言，饮食建议需要更加个体化。在疾病活动期，某些粗糙的纤维来源可能加重肠道负担，此时需要在专业医师或营养师指导下适当调整膳食纤维的摄入类型和数量。

因此，保持均衡饮食、摄入适量的膳食纤维是维护肠道健康的重要措施。对炎症性肠病患者来说，制订个性化的饮食方案，既能从膳食纤维中获益又能避免其对肠道的潜在刺激，是实现有效疾病管理的关键环节。

饮酒和咖啡对炎症性肠病有什么影响

酒精对炎症性肠病患者的影响总体倾向于负面。作为一种胃肠道刺激物，酒精可能直接损伤肠道黏膜，增加肠道通透性（常被称为“肠漏”），从而加剧肠道炎症。

同时，酒精还会扰乱肠道菌群平衡，这对于菌群失调本就常见的炎症性肠病患者而言尤为不利。部分研究证实，饮酒会增加炎症性肠病（尤其是克罗恩病）的复发风险。此外，酒精可能与甲氨蝶呤、美沙拉嗪等常用炎症性肠病治疗药物发生相互作用，增加肝脏毒性风险，并加重肝脏代谢负担。

从症状角度看，酒精易诱发或加重腹泻、腹痛等不适，长期摄入还会影响维生素 B_{12}、叶酸等营养素的吸收，加重炎症性肠病患者常见的营养不良问题。因此，建议疾病活动期应严格戒酒；缓解期若病情稳定，可遵医嘱酌情尝试少量低度酒，并密切观察身体反应。

与酒精不同，咖啡对炎症性肠病的影响较为明确。其含有的咖啡因可能刺激发炎的肠道黏膜，诱发或加重腹痛、腹泻等症状，对疾病活动期患者或平时不常摄入咖啡因的人群影响尤为明显。现有证据多建议炎症性肠病患者根据自身症状控制咖啡摄入量，尤其在疾病活动期间应尽量避免饮用。

因此，炎症性肠病患者在面对酒精和咖啡时应采取谨慎态度，根据疾病分期、自身症状反应及用药情况，在医生或营养师指导下做出个体化选择。

吸烟会影响炎症性肠病吗

会。研究表明，吸烟与炎症性肠病之间存在明确的联系。

吸烟是炎症性肠病的危险因素

吸烟被认为是克罗恩病的一个危险因素。与之相反，吸烟者患溃疡性结肠炎的风险较低，但吸烟可能会加剧其病情。

吸烟对炎症性肠病病程的影响

吸烟对两种主要的炎症性肠病都在“帮倒忙”。它会加剧克罗恩病的活动，同时也会让溃疡性结肠炎的治疗效果大打折扣，无论是用药还是手术都会受到影响。

吸烟与肠道微生物群

吸烟还可能通过改变肠道微生物群的组成来影响炎症性肠病。肠道微生物群的失衡与炎症性肠病的发展有关，而吸烟可能加剧这种失衡。

戒烟的益处

戒烟对于炎症性肠病患者有显著益处。对于溃疡性结肠炎患者，戒烟可以降低病情活动性，并可能减少对皮质类固醇治疗的需要。对于克罗恩病患者，戒烟有助于降低病情恶化的风险，并可能改善手术预后。

总体来说，吸烟对炎症性肠病患者的影响是多方面的，戒烟对于改善炎症性肠病患者的预后和生活质量非常重要。医生和医疗专业人员通常会鼓励炎症性肠病患者戒烟，并提供必要的支持和资源。

炎症性肠病患者是否需要服用维生素和矿物质补充剂

需要补充。

炎症性肠病患者普遍存在营养缺乏的风险，因此往往需要在医疗指导下进行营养补充。这类患者，尤其是克罗恩病患者，由于疾病本身的影响，常常陷入一个营养失衡的困境：食欲缺乏导致营养素摄入减少，肠道炎症和病变导致吸收不良，疾病活动期的持续消耗导致营养需求增加，而长期腹泻或肠道出血则会造成营养丢失增加。在这多重因素的共同作用下，患者极易出现多种维生素和矿物质的缺乏。

在疾病活动期，这一情况尤为严峻。患者可能因腹痛、腹泻等症状而食欲不振，这与疾病的严重程度相关，并受到肿瘤坏死因子-α等促炎细胞因子的影响。更重要的是，炎症直接损害了肠道黏膜的健康功能，导致吸收障碍。同时，肠道炎症本身可能导致蛋白质丢失性肠病，加之身体处于高代谢状态，共同造成了能量与蛋白质的严重不足。

特定的营养素缺乏与疾病部位密切相关。例如，铁元素因慢性肠道出血而丢失，导致缺铁性贫血；维生素 B_{12} 的吸收主要发生在回肠末端，若此部位发生炎症或曾被手术切除，便会引起吸收障碍；而广泛的小肠炎症或切除则会影响脂肪吸收，进而导致脂溶性维生素 D 吸收不良，不仅影响骨骼健康，也可能波及免疫调节。

因此，营养管理构成了炎症性肠病综合治疗的核心环节之一。医生和临床营养师通常会为患者制订个体化的饮食策略，核心在于优先通过均衡膳食改善营养，并有针对性地增加富含易缺乏营养素（如铁、维生素 B_{12}、维生素 D 和锌）的食物摄入。然而，当无法通过饮食满足需求时，或存在明确吸收障碍时，在专业医疗指导下使用相应的营养补充剂就显得至关重要。规范的营养支持不仅能有效纠正微量营养素的缺乏，更能改善患者的整体营养状况，为控制疾病活动、促进黏膜修复和提升生活质量奠定坚实的基础。

炎症性肠病患者旅行时的注意事项

炎症性肠病患者在旅行时需要特别注意，以确保旅途顺利且不会加重病情。以下是一些建议。

1. 疾病和药物管理 为确保旅途顺利，炎症性肠病患者应选择在病情稳定期出行，并在旅途中密切关注腹痛、腹泻、便血等症状变化。出行前请携带足量的日常用药，包括必需处方药及改善消化道症状的辅助药物，同时准备好病历摘要、当前治疗方案和主治医师联系方式等重要医疗信息。建议将药物分置于随身行李与托运行李中，以降低因行李遗失而中断治疗的风险。

2. 饮食规划 了解目的地的饮食情况，避免摄入可能引起不适的食物，如高纤维、辛辣或油腻食物，并注意饮用水安全。

3. 卫生设施 了解并规划好旅行路线上的卫生设施位置，以便在需要时能够及时使用，必要时可寻求医疗帮助。

4. 疫苗接种 根据旅行目的地，完成必要的疫苗接种。

5. 保持联系 与家人或朋友保持联系，告知相关行程和健康状况。

6. 其他方面 避免劳累，预防感染，保持良好的心态。

炎症性肠病患者可以进行什么样的体育活动

规律进行适宜的体育活动有助于炎症性肠病患者改善心肺功能、增强肌肉力量、维持骨密度，并对情绪调节和生活质量提升产生积极影响。以下是根据患者不同身体状况推荐的运动方式。

1. 步行和慢跑　这些是低、中等强度的有氧运动，有助于提高心肺功能和促进血液循环。

2. 游泳　游泳是一种全身运动，对关节的冲击小，适合各种身体状况的人。

3. 瑜伽　瑜伽可以帮助提高柔韧性，减少压力，并通过深呼吸练习改善心肺功能。

4. 力量训练　适度的力量训练可以增强肌肉，提高新陈代谢率，并通过增加肌肉质量来提高骨密度。

5. 骑自行车　骑自行车是一种很好的有氧运动，可以提高心肺耐力，同时减少对关节的压力。

6. 太极　太极是一种相对温和的运动形式，有助于提高平衡感和灵活性，同时减少压力。

7. 体感游戏　对于炎症性肠病患儿，体感游戏可以以有趣的方式进行中等强度的运动。

8. 高强度间歇训练　对于能够耐受的炎症性肠病患者，高强度间歇训练有助于提高心肺功能，但应在医生指导下进行。

9. 肌肉或耐力训练　中等强度的训练可以改善肌肉力量和骨密度。

低强度递增运动适用于缓解期或轻度活动的炎症性肠病患者，有助于改善患者的骨密度。然而，在参与任何体育活动之前，患者应该考虑以下因素。

1. 病情评估　在开始任何运动计划前，应由医生评估个人的健康状况和疾病活动度。

2. 个性化计划 根据个人的疾病特点、体能水平和个人偏好制订运动计划。

3. 逐渐增加强度 从低强度开始，逐渐增加运动的强度和时间，避免过度劳累。

4. 监测身体反应 注意身体对运动的响应，如出现腹痛、腹泻或其他不适，应适当调整运动强度。

5. 保持水分 在运动过程中保持适当的水分补充，特别是进行高强度或长时间运动时。

6. 避免高强度运动 在病情活动期，应避免高强度或剧烈的运动。

总的来说，炎症性肠病患者可以安全地参与多种体育活动，这些活动有助于提高生活质量和身体健康。重要的是要根据个人的具体情况，制订合适的运动计划，并在医生的指导下进行。

天气、气候或季节变化是否会影响炎症性肠病的症状

天气、气候或季节的变化可能对炎症性肠病患者的症状产生一定影响。研究发现，气压和湿度的波动、高温或低温天气可能加重患者的腹痛、腹泻等症状。例如，低气压和高湿度可能会增加肠道敏感性，而寒冷天气可能导致肠道血管收缩，影响血液循环。此外，日照时间减少可能降低体内维生素 D 水平，这与炎症性肠病的症状加重有关。

部分患者报告自己的症状在特定季节更易发作，冬季寒冷和日照不足可能导致免疫功能下降，增加症状复发风险；

夏季高温和脱水可能加重腹泻。这种季节性特征虽尚未形成普遍规律，但确实存在于部分患者中。尽管如此，患者对季节变化的敏感程度因人而异。

为应对气候和季节变化，患者可以采取一些措施，如在寒冷季节注意保暖、夏季多补充水分以及适量补充维生素 D 以维持免疫功能。此外，应关注天气变化对心理健康的潜在影响，必要时寻求专业帮助。定期随访和监测病情变化，可帮助患者及时调整治疗计划，降低气候对症状的影响。

炎症性肠病患者如何预防感染

炎症性肠病患者自身免疫功能紊乱，属免疫抑制个体，治疗用药多具有免疫抑制作用。由于疾病本身及药物的影响，可能存在感染增加的风险。因此，采取适当的预防措施对于降低感染风险至关重要。以下建议有助于炎症性肠病患者预防感染。

1. 养成良好的个人卫生习惯 经常洗手，特别是在处理食物、使用洗手间后以及饭前。

2. 饮食安全 避免食用未经充分煮熟的肉类和鱼类，以及未经清洗的水果和蔬菜。对于使用免疫抑制剂的患者，应避免食用可能含有李斯特菌的食物，如未经巴氏消毒的奶制品、软奶酪等。

3. 预防接种 根据医生建议，接种相应的疫苗，如流行性感冒疫苗、肺炎球菌疫苗等。在使用免疫抑制剂之前，患者应当进行结核相关检测，评估结核感染风险，并在必要时进行预防性治疗。

4. 避免接触感染源 避免接触患有传染病的人，尤其在流行性感冒高发季节或当地有传染病暴发时。在公共场所采取预防措施，如戴口罩。

5. 合理使用药物 筛查病毒、结核等情况时，患者应在医生指导下使用免疫抑制剂和生物制剂，不要随意更改剂量或停药。如果出现感染迹象，应及时就医，并根据医生建议调整治疗方案。

6. 定期监测 定期进行血液和其他相关检查，以监测潜在的感染迹象。对于某些使用生物制剂的患者，应定期监测病毒载量，如肝炎病毒。

炎症性肠病患者在流行性感冒高发季节应该采取哪些预防措施

炎症性肠病患者可能因为疾病本身或使用免疫抑制剂等原因而具有更高的感染风险。因此，在流行性感冒高发季节采取适当的预防措施显得尤为重要。以下是一些建议，帮助炎症性肠病患者在流行性感冒高发季节保持健康。

1. 接种流行性感冒疫苗 流行性感冒疫苗是预防流行性感冒的有效手段之一。炎症性肠病患者可接种流行性感冒及其他相关疫苗，以减少流行性感冒等感染的风险。

2. 做好个人卫生防护 勤洗手是预防感染最基本且关键的措施，特别是在接触公共场所物品、使用洗手间、处理食物和进食前，都应使用肥皂和流动水彻底清洁双手。与此同时，日常对常接触的物品表面进行清洁与消毒，并保持室内勤通风，有助于减少环境中病原体的存活与传播。此外，应特别注意避免用未洗净的手触摸眼、鼻、口等部位，以有效阻断病菌的侵入。

3. 避免到人群密集的地方 在呼吸道传染病高发季节，应尤为审慎地安排社交活动。原则上应尽量减少前往人多拥挤、空气流通性差的场所，如大型商场、电影院和密闭的聚会场所，以降低接触感染源的概率。如需前往，务必正确佩戴防护口罩，并注意保持安全的社交距离。同时，在特殊时期应有意识地减少不必要的聚餐活动，选择通风良好的环境，这同样是保护自己与他人、切断传播链的重要一环。

4. 保持健康的生活方式 维持均衡饮食、保持适量运动、保障充足睡眠，是巩固人体免疫力、有效提升抗病能力的三大基石。

5. 注意呼吸道卫生 在流行性感冒高发季节，应注意呼吸道卫生，如使用纸巾捂住口鼻咳嗽或打喷嚏，并及时丢弃使用过的纸巾。避免与有呼吸道感染症状的人密切接触。

6. 及时就医 如果炎症性肠病患者出现流行性感冒症状，如发热、咳嗽、咽痛等，应及时就医，并根据医生建议进行治疗。在流行性感冒高发季节，医生可能会更加密切地监测炎症性肠病患者的健康状况，并调整治疗方案。

7. 药物管理 某些炎症性肠病治疗药物可能会影响免疫系统，增加感染的风险。在流行性感冒高发季节，患者应与医生讨论药物使用情况，确保药物既能有效控制症状，又能降低感染风险。

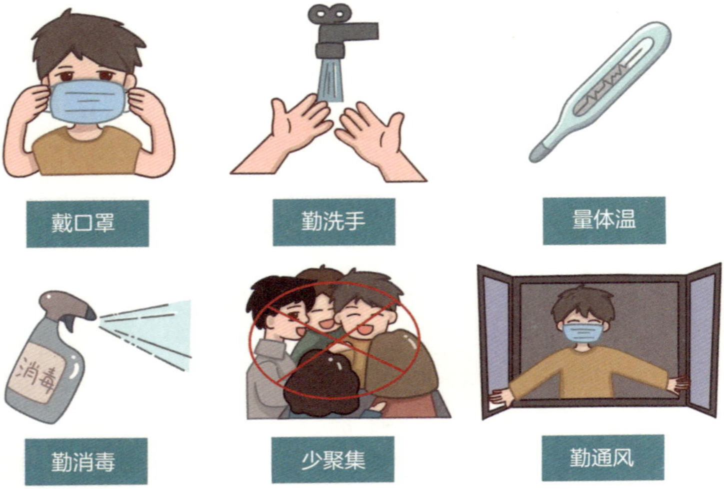

流行性感冒高发季节应该采取的预防措施

第十部分 手术与术后管理

炎症性肠病外科手术后的恢复过程

炎症性肠病的外科手术通常是针对药物治疗无效或有并发症的患者进行治疗的一种手段。术后恢复是一个复杂的生理过程，涉及多个系统和生理机制的相互作用。可能涉及以下机体恢复过程。

1. 伤口愈合 术后身体会立即启动伤口愈合的过程。这个过程通常分为三个阶段：炎症期、增生期和重塑期。在炎症期，身体会清除受损组织并开始修复；增生期是新组织生成的阶段；重塑期则是伤口变得更加稳定和成熟的阶段。由于慢性炎症会导致组织修复能力下降，炎症性肠病患者的肠道炎症可能会影响伤口愈合的速度和质量。

2. 肠道功能恢复 术后肠道需要时间逐渐适应新的解剖结构，并恢复其消化和吸收功能。这个过程可能伴随着肠道运动功能的暂时性紊乱，如腹泻或便秘。随着时间的推移，肠道功能通常会逐渐恢复。

3. 免疫调节 手术会激活身体的免疫反应，这在一定程度上有助于抵抗感染。然而，炎症性肠病患者的免疫系统可能因为疾病本身而处于高度活跃状态，因此需要特别关注术后的免疫调节，以避免过度的炎症反应和感染风险。

4. 心理适应 手术和恢复过程可能会给患者带来心理压力。提供心理支持和辅导可以帮助患者更好地应对术后的生活变化，促进整体恢复。

炎症性肠病患者术后的饮食应如何调整

炎症性肠病患者术后的饮食调整是恢复过程中的一个重要方面。合理的饮食可以帮助患者更好地恢复肠道功能，减少疾病复发的风险。可从以下几个方面进行饮食调整。

1. 初始阶段的肠内营养 术后初期，患者的肠道需要时间来恢复，此时可能需要暂时避免食用固体食物，改为通过静脉营养或肠内营养（enteral nutrition，EN）来提供所需的营养。肠内营养可以通过口服或管饲的方式进行，具体方法应根据患者的耐受性和医嘱来确定。

2. 逐渐引入流质和半流质食物 当患者的肠道功能开始恢复时，可以逐渐引入流质或半流质食物，如稀粥、果汁、肉汤等。这些食物易于消化，不会对肠道造成过大负担。

3. 纤维、易消化的饮食 随着肠道功能的进一步恢复，患者可以逐步增加固体食物的摄入，但仍需要保持低膳食纤维、易消化的饮食。建议选择富含蛋白质和必需营养素的食物，如瘦肉、鱼、蛋和豆制品，以促进伤口愈合和身体恢复。

4. 避免刺激性食物 应避免可能引起肠道刺激的食物，如辛辣食物、油炸食品和含乳糖的食品。这些食物可能加重肠道炎症，延缓恢复进程。

5. 定期营养评估 患者应定期接受专业的营养评估，从而确保日常饮食能够满足身体恢复与长期健康所需的全面营养。由于疾病本身或治疗过程的影响，患者常需额外补充特定的维生素与矿物质，其中铁、钙、维生素 D 和维生素 B_{12} 是重点关注的营养素，因为它们极易因吸收障碍或消耗增加而出现缺乏。

6. 个性化饮食计划 每位患者的恢复情况和营养需求都是独特的，因此饮食计划也应该是个性化的。医生或营养师会根据患者的具体情况制订合适的饮食计划，并根据恢复情况适时调整。

术后恢复期间，炎症性肠病患者应注意哪些事项

术后恢复期间，炎症性肠病患者的健康管理至关重要，需要综合考虑多种因素以促进快速恢复并减少复发风险。以下是一些重要的注意事项。

1. 营养支持 术后患者可能需要特殊的营养支持来应对营养不良和贫血。营养的早期介入对于加速康复至关重要，包括通过口服或肠内营养补充足够的蛋白质和热量。

2. 活动与运动 术后早期活动对于促进肠道功能恢复和预防术后并发症（如深静脉血栓）非常重要。患者应在医生指导下逐渐增加活动量，从床上活动到步行等。

3. 伤口护理 术后适当的伤口护理是预防感染的关键。患者应遵循医生和护士的指导，保持伤口清洁干燥，并及时更换敷料。

4. 药物治疗 术后患者需要遵循医嘱，应用炎症性肠病的维持治疗药物，如免疫抑制剂和生物制剂。

5. 监测与随访 定期的医疗随访对于评估恢复进程和调整治疗方案至关重要。患者应遵循医嘱，进行定期检查，包括血液检查、影像学检查和内镜检查等。

6. 心理支持 术后恢复期会伴随情绪波动，患者可能需要心理支持来应对焦虑和抑郁。加入支持小组或寻求心理咨询有助于改善心理状态。

7. 生活方式调整 患者应积极坚持长期的生活方式调整，包括彻底戒烟、严格限制饮酒、保持均衡饮食和规律运动。这些措施不仅有助于提升整体健康水平，更是控制病情、降低炎症性肠病复发风险的重要环节。

8. 并发症预防 术后患者应警惕可能的并发症，如感染、切口并发症等，并及时向医生报告任何异常症状，以便尽早采取干预措施。

炎症性肠病手术后如何监控复发或并发症

手术治疗是炎症性肠病治疗的一部分，尤其是在药物治疗无效或出现并发症时。术后复发和并发症监控对于维持长期缓解和改善患者生活质量至关重要。术后需要注意以下几个方面。

1. 定期进行内镜检查 内镜检查是评估炎症性肠病复发的“金标准”。对于克罗恩病患者，推荐在术后 6 个月进行首次内镜检查，之后根据风险评估和临床表现定期进行。对于溃疡性结肠炎患者，内镜检查可以帮助评估黏膜愈合情况，以及是否存在异型增生或癌变。

2. 影像学监测 在内镜检查不适用或存在狭窄时，可以定期对小肠进行 CT 或 MRI 检查，以监测潜在的复发迹象。

3. 生物标志物检测 定期监测 C 反应蛋白、粪便钙卫蛋白等血液中的生物标志物，有助于早期发现疾病活动，从而及时调整治疗方案。

4. 临床症状评估 患者应定期进行临床评估，包括症状监测（如腹痛、腹泻、体重下降等）和生活质量评估。任何新出现或加重的症状都应及时与医疗团队沟通。

5. 营养和心理支持 术后患者可能需要营养支持以优化营养状态，同时心理支持对于管理疾病和改善生活质量非常重要。

6. 药物治疗的调整 术后患者根据医生建议可能需要调整药物治疗方案，包括免疫抑制剂、生物制剂等，以预防疾病复发。

7. 患者教育 患者和家属应接受有关炎症性肠病的教育，了解疾病管理、症状识别和紧急情况处理。这有助于患者更好地参与自己的治疗计划，并在出现可能的复发迹象时及时采取行动。

总之，炎症性肠病术后的复发和并发症监控是一个多方面的过程，通过这些综合措施，可以提高疾病管理的效果，减少复发风险，并改善患者的长期预后。

第十一部分
药物治疗监测与管理

长期用药可能带来的不良反应

长期用药可能带来的不良反应是炎症性肠病患者非常关心的问题。了解这些潜在风险，并在医生指导下通过定期监测进行有效管理，是安全治疗的重要保障。以下是常用药物可能出现的不良反应。

1. 氨基水杨酸类（如美沙拉秦 /5-ASA） 相对温和，常见不良反应包括恶心、腹部不适、头痛等。少数患者可能出现肝功能异常或白细胞减少，因此定期复查血常规和肝功能是必要的。

2. 糖皮质激素（如泼尼松） 长期使用不良反应较多，可能导致向心性肥胖（满月脸、水牛背），血糖升高，骨质疏松，增加感染风险等。因其不良反应显著，医生通常会严格限制其长期使用。

3. 免疫抑制剂（如硫唑嘌呤、甲氨蝶呤） 可能抑制骨髓功能，导致白细胞、血小板减少，并增加感染风险。其他潜在风险包括肝脏损伤、胰腺炎等。用药期间必须密切监测血常规与肝功能。

4. 生物制剂（如英夫利西单抗） 主要风险在于可能增加机会性感染（如结核病）的风险，或使潜在的乙型肝炎活动。

此外，少数患者可能出现输液反应、过敏或神经系统症状等。

重要提示

以上不良反应并非必然发生，医生会通过定期检查来监测并及时处理。患者切勿因担忧不良反应而自行停药，这可能导致疾病复发。任何用药调整都必须在医生指导下进行。

炎症性肠病患者应该如何监控药物疗效和不良反应

1. 抗 TNF-α 制剂的药物监测 监测时机和方法：尽可能在下次输注抗 TNF-α 制剂前进行药物浓度和抗药抗体检测。同一患者建议使用同一种检测方法，以确保检测结果的可比性。

2. 硫唑嘌呤 / 巯嘌呤的药物监测 对硫唑嘌呤 / 巯嘌呤剂量稳定后 1 个月，或治疗足够疗程后仍处于疾病活动期，或出现可能与巯嘌呤药物相关不良反应时，建议行 6- 巯基嘌呤核苷酸（6-TGN）浓度测定以指导剂量调整。

3. 不同药物的不同不良反应 硫唑嘌呤 / 巯嘌呤与感染、骨髓抑制、肝毒性、胰腺炎和恶性肿瘤等风险的增加有关。甲氨蝶呤与骨髓抑制、肺毒性、肝毒性和出生缺陷风险的增加有关。抗 TNF-α 药物与感染、自身免疫、脱髓鞘疾病、充血性心力衰竭和恶性肿瘤风险的增加有关。

在炎症性肠病的长期治疗中，定期监测药物疗效与潜在不良反应，是实现安全、有效治疗的关键环节。不同药物需采用不同的监测策略。

1. 抗 TNF-α 药物（如英夫利西单抗）

监测内容：主要检测血液中的药物浓度和抗药物抗体。

监测时机：建议在下次给药前进行抽血检测。

注意事项：为保持结果可比性，同一患者应尽量采用同一种检测方法。

2. 硫唑嘌呤 / 巯嘌呤

监测内容：检测红细胞内 6- 硫鸟嘌呤核苷酸（6-TGN）的浓度，该指标可反映药物在体内的代谢活性。

监测时机：通常在剂量稳定 1 个月后，或疗效不佳、怀疑出现药物相关不良反应时进行。

3. 各类药物的常见不良反应与监测重点　不同药物具有不同的安全风险，需有针对性地进行监测。

常用药物不良反应与监测要点一览

药物类别	潜在不良反应	监测重点
硫唑嘌呤 / 巯嘌呤	骨髓抑制（白细胞或血小板减少）、肝损伤、胰腺炎、感染风险增加	血常规、肝功能
甲氨蝶呤	骨髓抑制、肝毒性、肺毒性，孕妇使用可致出生缺陷	血常规、肝功能，必要时行胸部影像学检查
抗 TNF-α 药物	增加感染风险（如结核病）、诱发自身免疫现象、脱髓鞘疾病、充血性心力衰竭	结核筛查、血常规、心功能与神经系统症状评估

核心原则

患者应与主治医生保持密切沟通，严格遵循个性化的监测计划。这不仅能评估疗效，更能及早发现并处理不良反应，是长期疾病管理中的重要一环。

使用免疫抑制剂时，炎症性肠病患者接种疫苗有何注意事项

1. 疫苗类型选择 免疫功能低下的炎症性肠病患者应避免使用减毒活疫苗，但可以安全接种非活疫苗，如灭活疫苗和重组疫苗。

2. 接种时机 在开始使用免疫抑制治疗之前，应评估患者的免疫状况，并及时接种疫苗以最大化实现疫苗接种效果。

3. 与医疗团队沟通 炎症性肠病患者在接种疫苗前应与医疗团队进行充分沟通，讨论个人的健康状况、治疗计划以及疫苗接种的可能影响。

4. 监测疫苗效果 炎症性肠病患者在接受疫苗接种后，建议至相应机构监测疫苗接种效果，以评估免疫反应和保护水平。

5. 禁忌证 对于有严重过敏体质，患有惊厥、癫痫和进行性神经系统疾病，正在接受免疫抑制剂治疗，免疫功能缺陷的患者，应谨慎接种或在医生指导下接种。

6. 接种后注意事项 接种后，需要在现场留观30分钟，接种当日注射部位避免沾水并注意个人卫生，适当安排休息。接种后一周内，避免接触个人既往过敏物及常见致敏原，尽量不饮酒、不进食辛辣刺激或海鲜类食物，建议清淡饮食、多喝水。

第十二部分 生活方式调整与心理健康

炎症性肠病对心理健康产生什么影响

炎症性肠病作为一种慢性疾病，不仅影响患者的身体健康，还会对其心理状态和生活质量产生深远影响。这种身心之间的相互作用主要通过“脑-肠轴”这一双向通信系统实现——肠道与大脑之间持续的信号交流，使得心理压力可能加重肠道症状，而肠道不适同样会影响情绪状态。

在疾病管理过程中，患者常面临焦虑、抑郁等情绪困扰。为此，需要将心理关怀纳入整体治疗计划，通过认知行为疗法、正念训练等心理干预方法帮助患者调整情绪状态。在专业医生评估后，必要时也可配合使用抗抑郁药物。

建立完善的心理支持体系对改善患者预后至关重要。这包括定期的心理状态评估、专业的心理疏导服务，以及家人和朋友的理解与陪伴。通过积极的心理健康管理，不仅能够缓解患者的情绪困扰，还有助于控制疾病活动，最终实现身心健康的全面提升。

炎症性肠病与焦虑、抑郁的关系

炎症性肠病患者常常面临焦虑和抑郁的挑战，这些心理问题虽然普遍存在，但与肠易激综合征患者相比，炎症性肠病患者的心理状况有其特殊性。

研究表明，炎症性肠病患者的焦虑和抑郁水平高于健康人群，但低于肠易激综合征患者，这表明炎症性肠病患者的心理问题主要是由疾病本身引起的，而非单纯的心理疾病。

焦虑和抑郁不仅影响炎症性肠病患者的情绪状态，还与其生活质量紧密相关。研究发现，炎症性肠病患者的生活质量在多个维度上受到焦虑和抑郁的负面影响。持续的心理压力可能会导致疾病复发，且通常发生在紧张情绪出现后的4～6周内。

此外，长期的焦虑和抑郁状态可能会降低患者对疼痛的耐受力，加剧肠道症状，从而影响患者的生理健康。在社会层面，这些心理问题也可能导致患者在工作和学习上的效率下降，与亲朋好友的关系疏远，社交活动减少，进一步影响他们的生活质量。

值得注意的是，情绪问题在炎症性肠病患者中较为常见，且往往与疾病的活动程度密切相关。临床研究发现，即使肠道炎症本身尚未得到有效控制，对抑郁等心理问题进行积极干预，也能显著改善患者的日常功能和整体状态。这提示我们，情绪管理不应被视为疾病治疗的“附加项”，而是整体诊疗过程中不可或缺的重要组成部分。

通过专业的心理疏导、认知行为疗法或必要的抗抑郁药物治疗，不仅有助于缓解焦虑、抑郁等心理困扰，还可能对腹痛、腹泻等肠道症状产生积极影响，帮助患者更好地应对疾病带来的挑战，提升社会参与能力和生活质量。将心理健康支持与医学治疗有机融合，有助于打破“因病致郁、因郁加重”的恶性循环，是推动患者实现身心全面康复的关键策略。

患者在症状发作时该如何应对

约有 34% 的溃疡性结肠炎患者和 41% 的克罗恩病患者每周都会出现症状。在疾病活动期出现腹泻时，可以使用 IBD 药物（如氨基水杨酸、生物制剂等）来缓解症状及控制炎症。然而，这些药物起效较慢，可以使用一些止泻药物进行辅助治疗。对于非活动期出现的腹泻，则需要注意是否合并急性胃肠炎等其他疾病。腹痛在活动期炎症性肠病患者中也比较常见，通常由多种因素共同引起。对于腹痛的初始管理，应用抗炎药物非常重要。此外，患者还可能出现关节疼痛、恶心呕吐、疲劳等症状，这些症状一般需要在控制原发病的同时进行对症处理。

炎症性肠病患者的生活质量如何

由于炎症性肠病的症状包括腹痛、腹泻、便血等，这些症状可能导致患者在日常生活中感到不适和不便。同时，炎症性肠病的反复发作和长期治疗也可能给患者带来心理压力和经济负担。

具体来说，炎症性肠病患者的生活质量受到以下几个方面的影响。

1. 生理方面 炎症性肠病的症状可能导致患者无法正常进食、排便和睡眠，从而影响其身体健康和日常活动能力。长此以往，患者可能出现营养不良、贫血、骨质疏松等并发症，使生活质量进一步降低。

2. 心理方面 炎症性肠病的反复发作和长期治疗可能给患者带来焦虑、抑郁等心理问题。这些问题不仅影响患者的情绪状态，还可能影响其社交能力和工作表现。

3. 社会方面 由于炎症性肠病的症状和治疗需要，患者可能无法正常参与社交活动、工作和学习。这可能导致患者与社会脱节，增加其孤独感和无助感。

然而，值得注意的是，通过积极的治疗和管理，炎症性肠病患者的生活质量可以得到一定程度的改善。药物治疗可以控制症状、减轻炎症；心理治疗可以缓解心理压力、改善情绪状态；营养支持可以改善营养状况、增强体质。

总之，炎症性肠病对患者的生活质量会产生显著影响，但通过积极的治疗和管理，患者的生活质量可以得到改善。

患有炎症性肠病能正常工作和生活吗

炎症性肠病患者在很多情况下仍然能够正常工作和生活，但这也取决于疾病的严重程度和个体差异。

炎症性肠病是一种慢性疾病，它可能会导致腹痛、腹泻、便血等症状，这些症状可能会影响患者的日常活动和工作能力。然而，并非所有的炎症性肠病患者都会出现严重症状，有些患者的症状可能相对较轻，可以通过药物治疗得到很好的控制。

对于症状较重的患者来说，需要更加频繁地去医院接受治疗和检查，会影响他们的工作和生活。在极少数需要手术干预的情况下，术后恢复阶段也需适当调整工作和生活安排。但即便如此，随着病情稳定和身体康复，绝大多数患者仍能逐步恢复原有的生活节奏。关键在于坚持治疗、定期复查、合理调整生活方式，并与医生保持良好沟通，从而实现疾病的有效控制与生活质量的平衡。

即使患有炎症性肠病，患者也可以通过一些方式来改善自己的生活质量。例如，保持良好的饮食习惯，避免摄入刺激性食物；保持适当的运动，增强身体素质；保持良好的心态，积极面对疾病。这些措施都可以帮助患者减轻症状，提高生活质量。

总的来说，炎症性肠病患者在很多情况下仍然能够正常工作和生活，但具体情况还需要根据患者的病情和个体差异来判断。如果你或你身边的人患有炎症性肠病，建议及时就医，制订合适的治疗方案，并严格遵循医嘱。

提升炎症性肠病患者生活质量的建议

1. 合理用药和治疗　患者需要严格遵循医嘱，坚持规范化治疗，包括药物治疗和必要的手术治疗。

2. 营养支持　营养不良在炎症性肠病患者中较为普遍，合理的营养支持对于改善患者的生活质量至关重要。避免生冷、高脂、高纤维食物、不易消化的食物，摄入各种营养素，以保证充足的营养摄入。

3. 心理支持和教育　炎症性肠病患者可能会经历焦虑、抑郁等心理问题，因此心理支持和教育对于提高生活质量非常重要。

4. 生活方式的调整　适当的运动和健康的生活习惯对于炎症性肠病患者同样重要。例如，中医八段锦等温和的运动可以改善患者的疲乏症状，提高其生活质量。

5. 社会支持　患者可以通过加入患者支持团体，与其他患者交流经验，获取情感支持和社会资源，共同面对疾病带来的挑战。

6. 长期管理　炎症性肠病是一种慢性疾病，需要长期管理和随访。患者应定期进行医学检查，及时调整治疗方案，并遵循医嘱，以减少疾病复发的风险。

第十三部分
预后与复发预防

炎症性肠病预后管理需要注意的关键因素

1. 疾病活动度的监测　定期评估炎症性肠病患者的疾病活动度，包括临床症状、实验室指标（如C反应蛋白的CRP水平）和内镜下表现，这对于及时调整治疗方案至关重要。

2. 患者药物治疗的依从性　患者的药物治疗依从性直接影响治疗效果和疾病预后。

3. 手术治疗的时机　对于药物治疗无效或出现并发症的患者，适时的手术治疗是改善预后的关键。

4. 营养支持　炎症性肠病患者常伴有营养不良，合理的营养支持对于改善患者的预后和生活质量具有重要意义。

5. 心理健康的评估与干预　炎症性肠病患者可能会经历抑郁、焦虑等心理问题，心理支持和干预是炎症性肠病管理中不可忽视的一部分。

6. 生活方式的调整　健康的生活方式，包括规律的体育活动、健康的饮食习惯和适当的压力管理，对于改善炎症性肠病患者的预后具有积极作用。

7. 疾病教育和自我管理　提供疾病相关知识教育，增强患者的自我管理能力，有助于患者更好地控制疾病，减少疾病复发。

8. 多学科团队的合作　炎症性肠病的管理需要消化科医生、营养师、心理健康专家、护士等多学科团队的合作，以提供全面的护理和支持。

炎症性肠病复发的常见原因是什么

1. 肠道屏障受损　肠道黏膜这道“物理屏障”一旦因炎症受损，就难以有效阻挡肠道内物质（如细菌、食物颗粒）的刺激，从而为复发埋下隐患。

2. 遗传因素　炎症性肠病的家族倾向性较高，尤其是克罗恩病。已确认多种基因突变可增加克罗恩病的发病风险，这些遗传易感性因素还可能与复发有关。

3. 免疫反应失衡　炎症性肠病的共同发病机制是环境因素作用于遗传易感者，在肠道微生物参与下引起肠道免疫失衡，损伤肠黏膜屏障，导致肠黏膜持续炎症损伤。

4. 生活方式和饮食因素　某些食物过敏原可能会加重肠道免疫反应和炎症反应。

5. 感染　有证据表明，正常菌群所诱发的异常免疫反应与该病有关。

6. 药物治疗不充分或不适当　药物治疗的依从性不足或不恰当的药物选择可能导致疾病控制不佳，从而增加复发的风险。

7. 手术影响　手术切除后的复发是常见的，特别是在术后没有进行适当的药物治疗的情况下。

8. 心理压力　心理压力和情绪波动可能影响炎症性肠

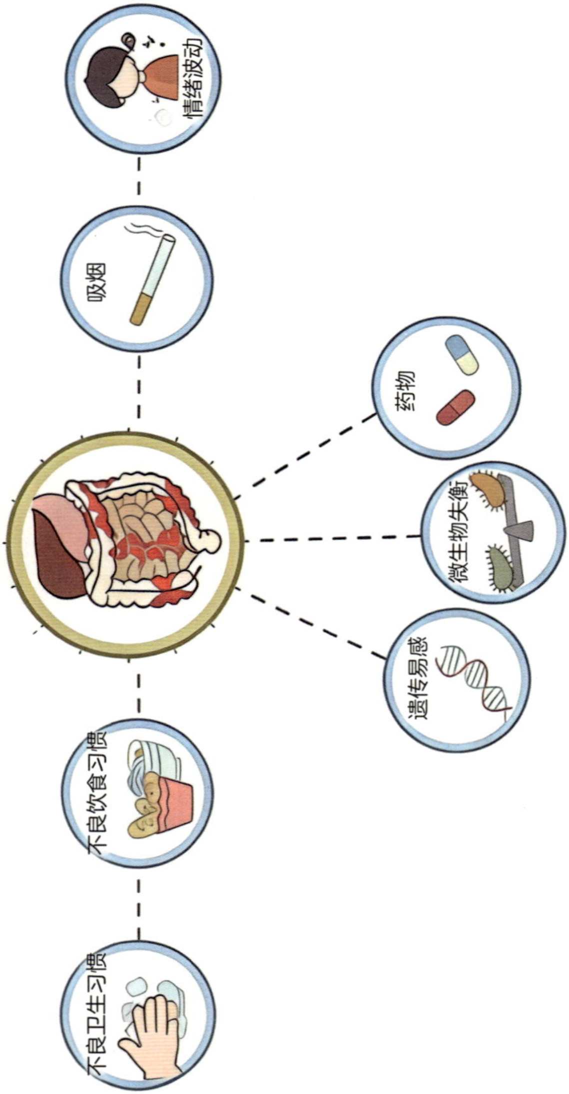

炎症性肠病复发的常见原因

病患者的疾病活动度，导致复发。

9. 环境因素 工业化进程与炎症性肠病的疾病负担之间存在关联，城市化和工业化进程的加快可能与炎症性肠病的复发有关。

预防炎症性肠病复发的措施

1. 遵循医嘱的药物治疗 患者应严格按照医生的指导使用药物，包括5-氨基水杨酸、皮质类固醇、免疫调节剂和生物制剂等。患者突然停药或减量药物可能会导致疾病复发。

2. 避免已知的诱因 如某些药物、饮食、精神压力等。

3. 健康饮食 均衡饮食和适当的饮食调整可能有助于减少疾病复发的风险。

4. 定期医疗监测 定期进行医疗检查，包括肠镜检查和血液检测等，以便及时发现疾病活动的迹象并调整治疗方案。

5. 生活方式的调整 适当的运动，减压策略（如瑜伽、冥想）和良好的睡眠习惯可能有助于减少炎症性肠病的复发。

6. 避免感染 由于免疫系统受到抑制，炎症性肠病患者更容易受到感染的影响。因此，注意个人卫生、接种疫苗和避免接触病原体是预防复发的重要措施。

7. 长期管理 包括与医疗团队的紧密合作、教育患者和家属有关疾病的知识以及制订应对复发的预案。

第十四部分
新兴疗法与研究进展

有哪些新兴治疗方法正在研究中

炎症性肠病的治疗的核心在于修复黏膜和增强屏障功能。完全恢复失调的肠道上皮是一个多因素调控的复杂过程，仍然具有挑战性。因此，上皮修复、恢复和再生的治疗策略对于调节肠道屏障的完整性至关重要。①生物材料干预：利用特定材料辅助黏膜修复；②微生物调节：通过益生元与益生菌改善肠道菌群组成；③肠道微生物群来源的代谢物：肠道菌群产生的短链脂肪酸（如丁酸盐）及其他活性代谢物，已被证实有助于增强上皮屏障、调节免疫反应，并促进整体肠道微环境的稳定。

粪便微生物移植治疗炎症性肠病的效果如何

粪便微生物群移植（fecal microbiota transplantation，FMT）已成为炎症性肠病领域一种有前景的治疗方法，国内多家医学中心已开展相关临床治疗与研究。虽然 FMT 在治疗复发性和难治性艰难梭菌感染方面已显示出明确疗效并获批准应用，但其在炎症性肠病治疗中的价值仍需要进一步探索。

目前,FMT 治疗炎症性肠病的具体机制尚未完全明确,医学界正在积极研究其有效性、安全性和最佳治疗方案。初步研究显示,FMT 能够调节炎症性肠病患者失调的肠道菌群,从而可能减轻炎症、促进黏膜愈合。然而,该技术仍面临诸多挑战,包括如何筛选合适的粪便供体、确定最佳移植方案、统一疗效评估标准等。加之肠道菌群本身的动态特性和炎症性肠病的个体差异,使得建立标准化 FMT 治疗方案变

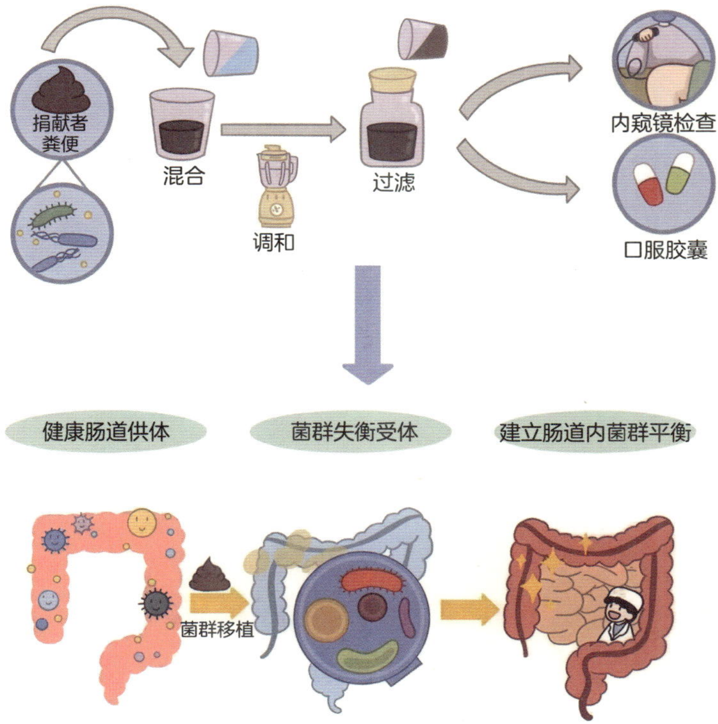

粪便微生物移植治疗示意图

得复杂。

尽管存在这些挑战，FMT 因其能直接调整肠道微生态而备受关注，这代表着炎症性肠病管理正朝着更全面的方向转变。随着研究的深入，FMT 在炎症性肠病治疗中的价值将得到更清晰的界定。

炎症性肠病患者是否适合接受肠道微生物检测

近年来，肠道微生物的研究揭示了菌群在炎症性肠病中的重要作用。肠道微生物检测是一种通过分析粪便样本评估肠道菌群构成的技术。研究发现，炎症性肠病患者通常存在菌群失衡，如有益菌减少、潜在有害菌增加以及菌群多样性下降。这种检测能够提供疾病线索，有助于医生更好地了解患者的肠道状况。

肠道微生物检测在炎症性肠病的诊疗中具有潜在价值：①辅助诊断，尤其是在症状复杂或病情难以确诊时；②指导治疗，通过调整益生菌、饮食干预或尝试粪便微生物移植等手段改善菌群；③并在治疗过程中监控菌群变化，评估疗效。然而，这种检测也存在局限性，例如检测标准尚未统一、费用较高以及检测结果解读需专业指导。

炎症性肠病患者是否需要进行肠道微生物检测应根据具体情况决定。检测尤其适用于传统治疗效果不佳或存在严重菌群失调表现的患者。尽管它不是必需的诊断手段，但在个性化诊疗中，能为医生提供重要参考。患者应与医生充分沟通，由专业团队指导选择和实施检测方案。

个性化医疗在炎症性肠病治疗中的角色是什么

炎症性肠病的临床表现复杂多样,缓解期与活动期交替,其肠镜检查目的不同,包括评估黏膜愈合情况、监测癌变、内镜下治疗等。因此,为炎症性肠病患者(尤其是复杂病例)制订肠道准备方案时,对于需要达到的清洁程度、为精准观察和治疗创造的条件,都应根据患者的具体病情和本次检查的核心目标来量身定制。

有研究比较了克罗恩病患者经内镜肠道置管(用于粪菌移植或肠内营养)与经口行肠道准备对磁共振小肠造影的影响,主要观察指标包括患者的耐受性、肠管的扩张度及诊断的准确性,该研究的结果或将为炎症性肠病患者肠道准备个体化及综合治疗提供新证据。

“

第十五部分
生活方式调整与心理健康

”

替代疗法与补充疗法在炎症性肠病治疗中的地位

补充与替代疗法(complementary and alternative medicine, CAM)是一类传统上不属于常规医学的卫生保健实践,作为主流临床的补充及替代,主要包括心身医学、体育锻炼、草药和物理治疗等。随着其功效和安全性证据的不断增加,这些疗法正与常规医学相结合使用。临床试验表明,现有临床研究表明,不同 CAM 疗法对炎症性肠病的疗效证据强弱不一,因此在选择时,需要对其潜在益处和风险进行审慎评估。

哪些非药物治疗可以帮助炎症性肠病患者

1. 食物治疗 ①低 FODMAP 饮食;②克罗恩病排除饮食;③富含益生菌的饮食;④临床研究表明,诸如少渣饮食、低微粒饮食或低碳水化合物饮食等传统方案,均未在克罗恩病患者中显示出明确的临床或抗炎改善效果;⑤克罗恩病治疗饮食;⑥特定碳水化合物饮食;⑦饮食疗法联合粪菌移植;⑧低硫饮食;⑨食品添加剂:特别是乳化剂,在细胞和动物实验中被发现会影响肠道菌群、炎症反应和肠道屏障。

2. 体育锻炼 ①调整生活方式；②耐力与肌肉训练；③适当增加运动量。

3. 心身干预 炎症性肠病患者因疾病本身的不适与对生活的深远影响，常伴有焦虑、抑郁等心理困扰。目前，已有多种行之有效的心理干预与心身疗法，能显著改善患者的情绪状态，提升其生活质量。

哪些营养补充剂可能对炎症性肠病患者有益

炎症性肠病患者是发生营养不良的高危人群，这不仅体现为发生率高，部分患者的营养问题更呈现复杂性和严重性，并可导致治疗效果下降、并发症增加等不良后果。

营养支持是炎症性肠病综合治疗的重要环节，主要包括通过肠道供给的肠内营养和通过静脉输送的肠外营养；只要患者肠道有功能且无禁忌证，应优先选择肠内营养。

肠内营养制剂根据成分可分为整蛋白型、短肽型和氨基酸型三大类，除含有精确配比的蛋白质、脂肪和碳水化合物外，还包含多种维生素与矿物质等必需微量营养素。对于肠道病变严重、存在严重消化吸收障碍或伴有狭窄、瘘管等穿透性病变的患者，氨基酸型肠内营养制剂因其不需要消化即可直接吸收的特性，在临床实践中显示出更好的耐受性与适用性。

瑜伽或冥想对炎症性肠病管理有什么帮助

瑜伽（体式、呼吸练习和冥想）可能会对炎症性肠病的症状产生积极影响。瑜伽和认知行为疗法（cognitive behavioral therapy，CBT）：在10项基于CBT的研究中，有7项报告了IBD患者生活质量发生改善，而有3项报告了CBT组和对照组之间没有明显的差异，因此瑜伽和CBT对IBD患者生活质量的影响尚有待定论。然而，除瑜伽和CBT外，绝大多数心身干预措施对结果的影响要么不显著，要么也没有结论。

性激素在炎症性肠病治疗中的作用

炎症性肠病是一种发生在胃肠道且原因不明、反复发作的慢性非特异性炎性疾病。其治疗核心在于控制异常免疫反应、抑制炎症，从而实现症状缓解并促进黏膜愈合。在治疗研究中，性激素（如雌激素、雄激素）的作用备受关注，这是一个较为复杂的领域，主要基于它们对免疫系统的调节能力，可能影响疾病的进程与表现，但具体机制和临床应用仍需深入研究。

1. 性激素与炎症反应 性激素（如雌激素和孕酮）已被证实可以影响免疫系统的反应。例如，雌激素具有免疫增强作用，可以增加某些免疫细胞的活性，而孕酮则具有抗炎作用。

2. 性激素与炎症性肠病的疾病活动度 研究发现，炎症性肠病的疾病活动可能与患者的性激素水平有关。例如，女性在月经周期的某些时段，尤其是雌激素水平较低的时候，可能会感到症状加剧。

3. 性激素在治疗中应用 虽然性激素并不是炎症性肠病的标准治疗方法，但医生在制订治疗方案时，会考虑性激素水平对病情的潜在影响。在某些情况下，通过调整激素水平（如使用激素替代疗法）可能有助于缓解炎症性肠病的症状。

4. 性激素与药物相互作用 性激素水平还可能影响炎症性肠病患者对特定药物的反应，包括免疫抑制剂和生物制剂。例如，孕期的激素变化可能需要调整治疗方案。虽然性激素可能影响炎症性肠病的病程和治疗反应，但目前并不将其作为常规的治疗方法。在治疗炎症性肠病时，医生会综合考虑多种因素，包括免疫调节、炎症控制、患者的生活方式以及激素水平。

生物制剂治疗是什么

炎症性肠病的确切病因尚未完全明确，但是免疫系统紊乱容易引起促炎性因子、趋化因子过度产生，可能加重肠道的炎性反应。其中，T 淋巴细胞亚群及相关细胞因子、跨膜受体在炎症性肠病的发生发展中扮演重要角色。

二十多年来，生物制剂的种类不断更新并应用于炎症性肠病患者，其中包括单靶点和多靶点的小分子药物，在不同程度上提高了炎症性肠病患者的临床缓解率，降低了复发率和手术率，从而改善了患者的生活质量。

生物制剂的工作原理是使用单克隆抗体来抑制在炎症性肠病发展中起作用的内源性细胞因子，从而控制免疫反应。简单来说，这些利用先进的生物技术制造的药物，能够精确地靶向免疫系统中与 IBD 相关的特定蛋白质，从而发挥靶向治疗的作用。

目前，用于炎症性肠病治疗的主要生物制剂包括：①肿瘤坏死因子-α（TNF-α）靶点：英夫利西单抗、阿达木单抗、培塞利珠单抗；②白介素（IL）-12/IL-23 靶点：乌司奴单抗；③ IL-13 靶点：tralokinumab 和 anrunkinzumab；④ IL-17 靶点：司库奇尤单抗；⑤ Janus 激酶抑制剂：乌帕替尼、托法替布；⑥整合素靶点：维得利珠单抗、abrilumab；⑦反义寡核苷酸靶点：GED-0301。

根据新的诊疗指南推荐，对于存在高危因素等情况的患者，可使用生物制剂诱导缓解，必要时可以联合免疫抑制剂控制病情。然而，现有各类生物制剂在炎症性肠病的临床实践中的疗效尚未完全达到理想预期，仍需要更多临床研究证

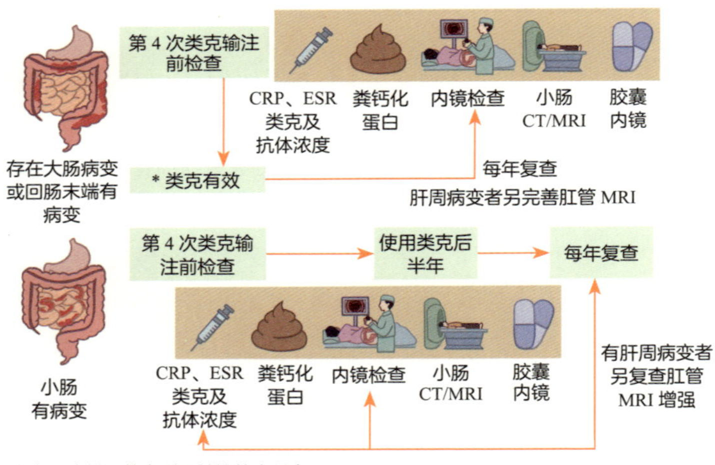

生物制剂治疗中的个体化监测路径

本图展示了在使用英夫利西单抗治疗炎症性肠病（如克罗恩病、溃疡性结肠炎）过程中，一个关键的疗效评估与长期管理时间表。它强调了在特定时间点通过一系列检查来确保治疗有效、及时调整方案的重要性。

据支持及个体化治疗策略的推进。在此过程中，不仅要关注生物制剂的安全性与不良反应，也需要全面考量其药物经济学因素，包括治疗的成本效果、长期用药的经济负担、医保支付政策，以及如何通过优化治疗策略提升医疗资源的利用效率，从而真正实现让炎症性肠病患者在临床疗效、生活质量和经济可持续性上全面获益。

缩写	英文全称	中文名称与简要说明
CRP	C reactive protein	C反应蛋白：一种血液中的急性炎症指标，水平升高提示体内存在炎症
ESR	erythrocyte sedimentation rate	红细胞沉降率：另一项传统的血液炎症非特异性指标

生物制剂和普通药物治疗炎症性肠病有什么区别

目前，炎症性肠病尚无法根治，治疗的主要目的是减轻炎症活动、维持缓解、降低复发率及手术率。传统药物，如5-氨基水杨酸、激素（如泼尼松）和免疫抑制剂（如硫唑嘌呤和甲氨蝶呤），通常通过非特异性地抑制炎症反应或调节免疫系统的广泛作用来减轻症状。然而，针对炎症性肠病患者传统治疗药物长期使用不良反应多、复发率高、对重症患者疗效不佳等情况，随着对发病机制的深入研究，针对不同靶点的多种生物制剂或小分子合成药物陆续用于临床治疗。

生物制剂是一类新型的靶向治疗药物，它们就像狙击手一样，通过特异性地结合炎症过程中的关键细胞因子或其受体，从而精准地调节免疫系统。例如，英夫利西单抗等肿瘤坏死因子拮抗剂，可以特异性靶向阻断关键作用的促炎细胞因子（如肿瘤坏死因子 -α）。

总体来说，生物制剂提供了一种更为精准的炎症性肠病治疗选择，尤其适用于对传统药物反应不佳的患者。

然而，选择哪种治疗方法应基于患者的具体病情、治疗反应、不良反应风险以及经济考虑，由医生和患者共同决定。

传统中医在炎症性肠病治疗中的作用

炎症性肠病包括溃疡性结肠炎和克罗恩病，两者在临床症状和病理特征上既有重叠又有区别。因此，根据传统中医的辨证论治思维，两者在治疗上存在一定差异。

溃疡性结肠炎的中医辨证论治

本病病位在大肠，但病机根本在脾，与肝、肾、肺三脏密切相关。溃疡性结肠炎不同症状的病机侧重点有所不同，以脓血便为主的病机重点是湿热蕴肠，脂膜血络受伤。2017 年中华中医药学会脾胃病分会“溃疡性结肠炎中医诊疗共识”将溃疡性结肠炎分为大肠湿热证、热毒炽盛证、脾虚湿蕴证、寒热错杂证、肝郁脾虚证、脾肾阳虚证、阴血亏虚证 7 个证型。溃疡性结肠炎应按期治疗：活动期和缓解期分别论治。

克罗恩病的中医辨证论治

湿邪为本病最主要的致病因素。克罗恩病是一种需要长期治疗的疾病，不仅需要辨证论治，还需与疾病的分期、分段相结合。活动期以祛邪为主,缓解期则以补虚为要。在治法方面,活动期以祛邪为主,治宜清热解毒利湿、祛腐化浊、护膜生肌;缓解期以扶正为主,治宜补虚益气健脾、和血宁血、养血止血。湿热为克罗恩病最重要的病理因素。清热利湿为治疗本病的主要治则,贯穿于本病治疗的始终。

中医基础实验研究为中医治疗炎症性肠病提供可靠依据。现已建立了大肠湿热证、脾胃虚弱、脾虚湿盛、脾肾阳性等动物模型进行相关的实验验证。然而,传统中医在炎症性肠病的治疗中尚存在一定局限性:①中医辨病辨证认识不一致,对炎症性肠病的疾病归属尚无统一认识,中医辨证分型的随意性更加明显。②辨证与临床治疗脱节,炎症性肠病病程长,本虚标实,寒热错杂情况多见,而目前辨证分型列出的基本证型未能明确区分活动期与缓解期,与临床实际复杂情况存在脱节,不能起到确切的指导作用。③局部用药尚需改进,中药灌肠等局部用药对轻、中度炎症性肠病效果较好,但在局部用药时机、组方依据、有效剂型等方面尚无统一认识。

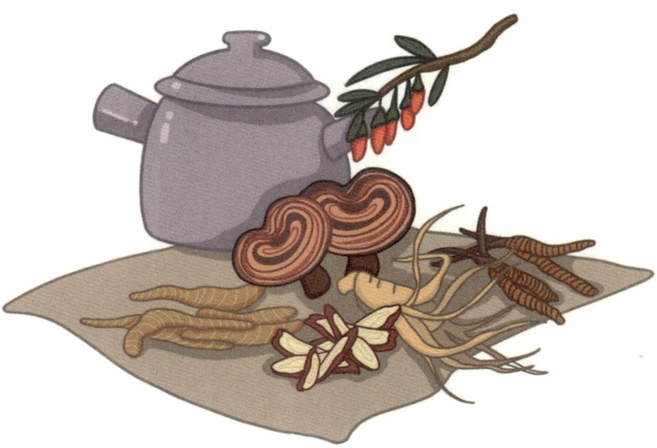

针灸和按摩对炎症性肠病的辅助效果

炎症性肠病的发病是宿主免疫系统与肠道菌群相互作用以及遗传易感性和环境易感性共同作用的结果。针灸作为流行的非药物治疗方法之一，因其疗效显著，已在世界范围内用于治疗炎症性肠病患者。它不仅可以改善炎症性肠病患者腹痛、腹泻、脓血性便等主要症状，还可以缓解炎症性肠病伴随的焦虑、抑郁、疲劳等症状。

一项涉及1030名受试者的13项随机对照试验的荟萃分析显示，单独针灸和针灸联合药物治疗溃疡性结肠炎比常规药物更有效。

虽然越来越多的研究证明针灸治疗炎症性肠病的有效性，但这方面的临床研究数据较少。研究表明，针灸可能通过多途径对炎症性肠病发挥治疗作用。在先天免疫方面，它有助于调节肠上皮屏障功能，并影响Toll样受体、NLRP3炎症小体、氧化应激及内质网应激等关键环节。同时，在适应性免疫方面，针灸能够调节辅助性T细胞17（Th17）与调节性T细胞（Treg）的平衡，以及Th1与Th2细胞的平衡，从而帮助恢复免疫稳态，减轻肠道炎症。此外，针灸还可以调节肠道菌群。虽然目前的研究已经取得了一定的进展，仍需要进行进一步的基础研究和临床研究，以更好地指导炎症性肠病的治疗。